切らずに治療する！

新訂版

「シミ・シワ・ニキビ・ニキビ跡・アザ・ホクロ・イボ」最新治療

豊富な症例数が信頼の証し

【症例1】
顔のシミ

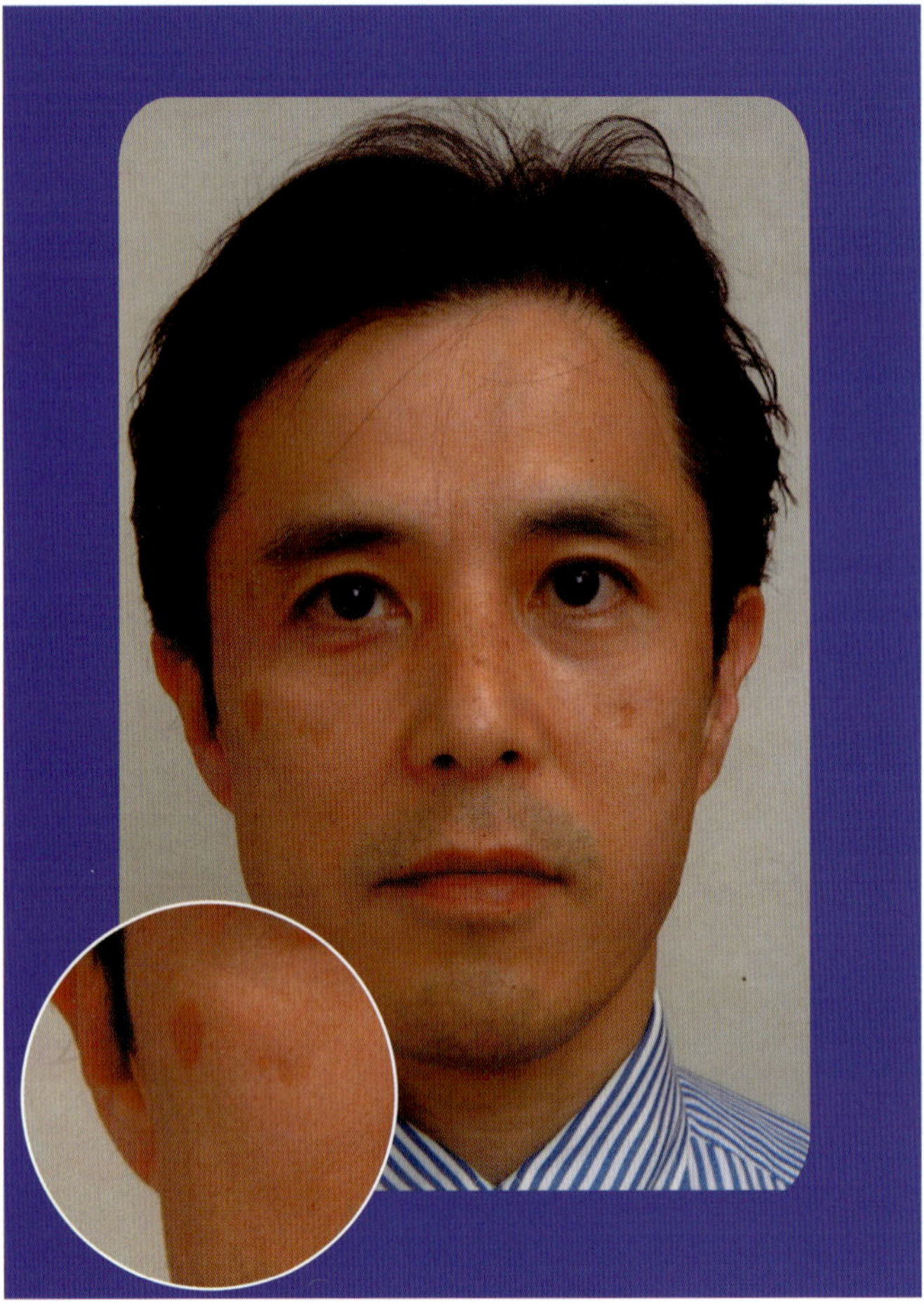

レーザー治療前

【症例1】
顔のシミ

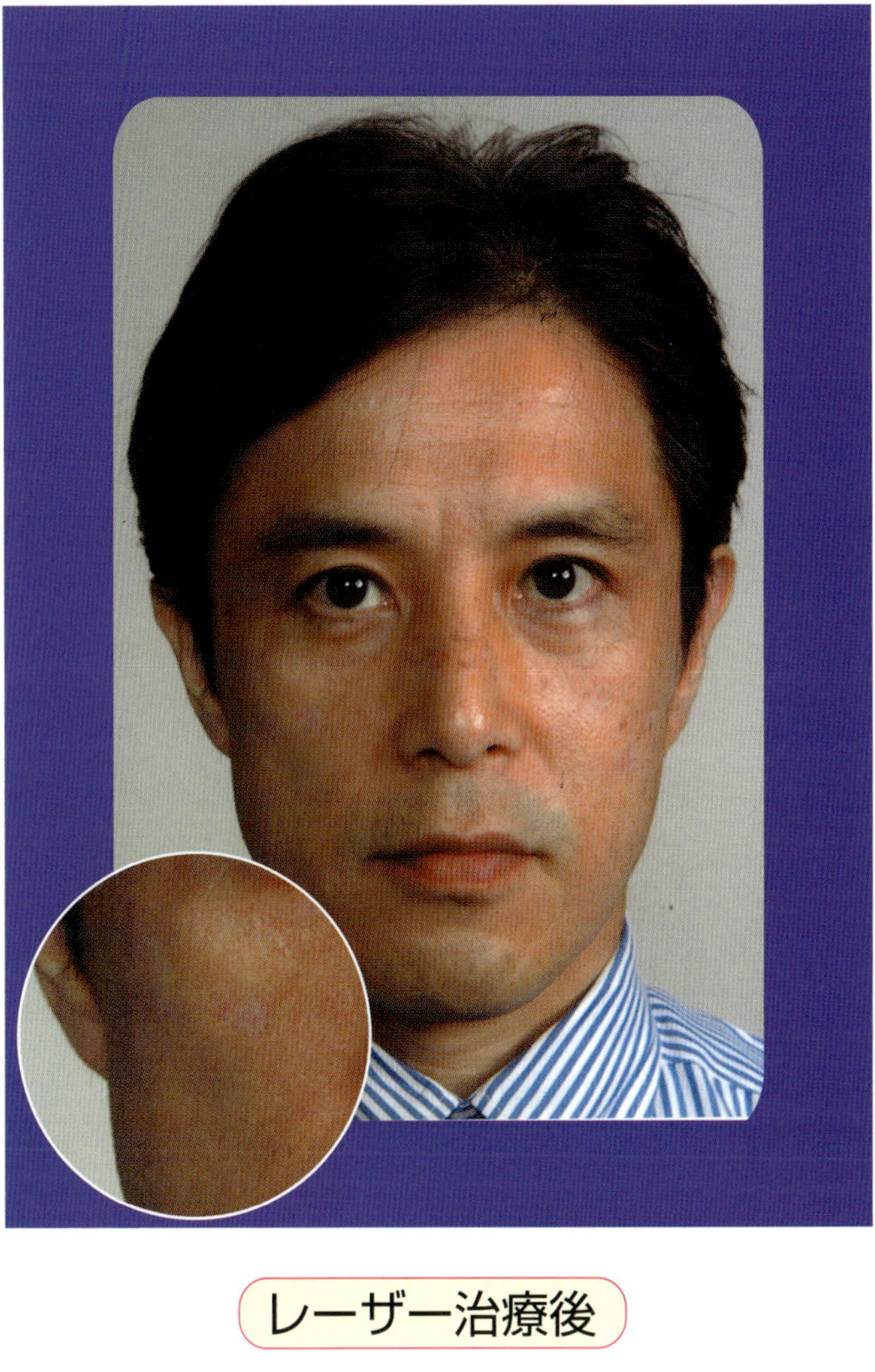

レーザー治療後

【症例2】ホホのシミ+ソバカス+肝斑

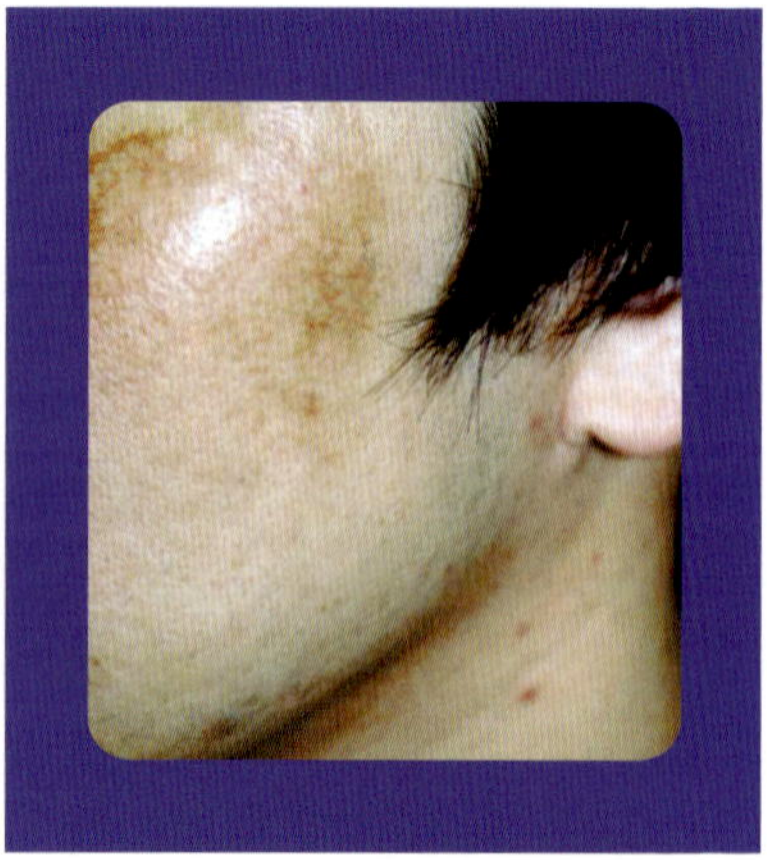

レーザー治療前

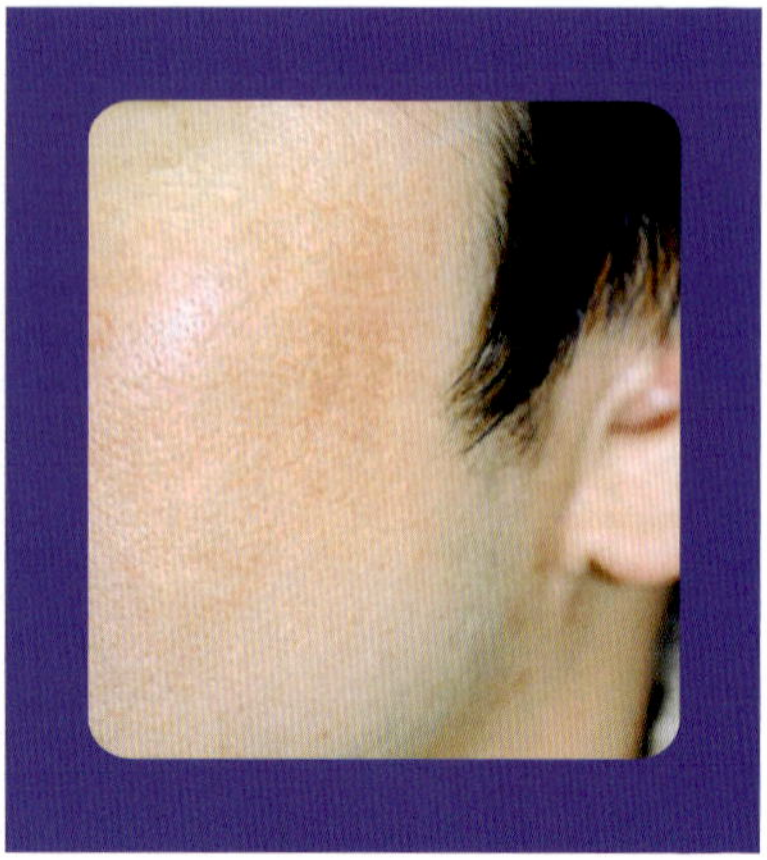

レーザー治療後

【症例3】ホホのシミ

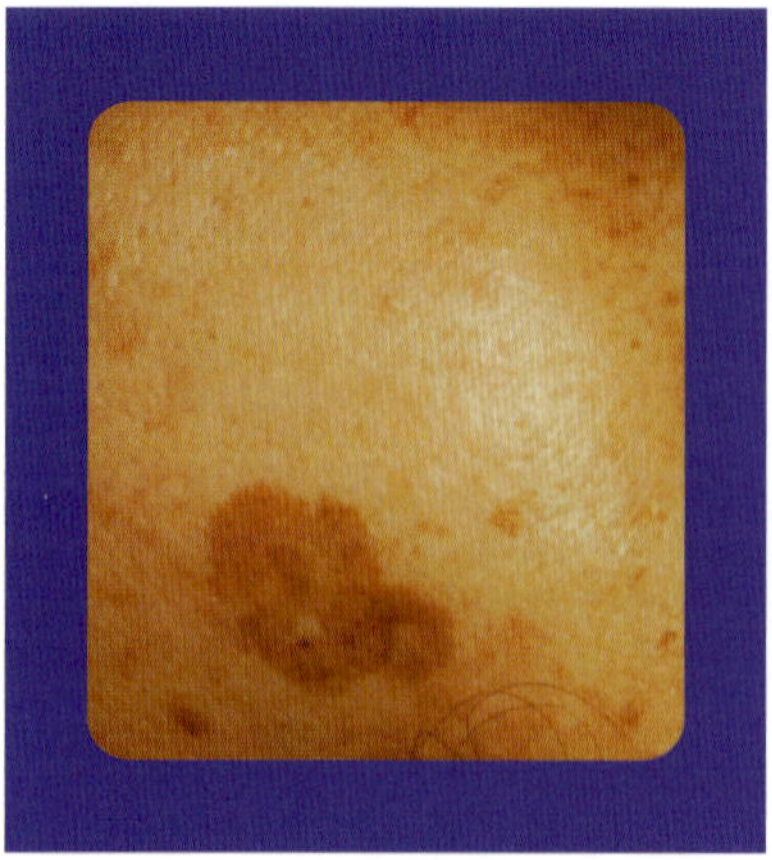

レーザー治療前

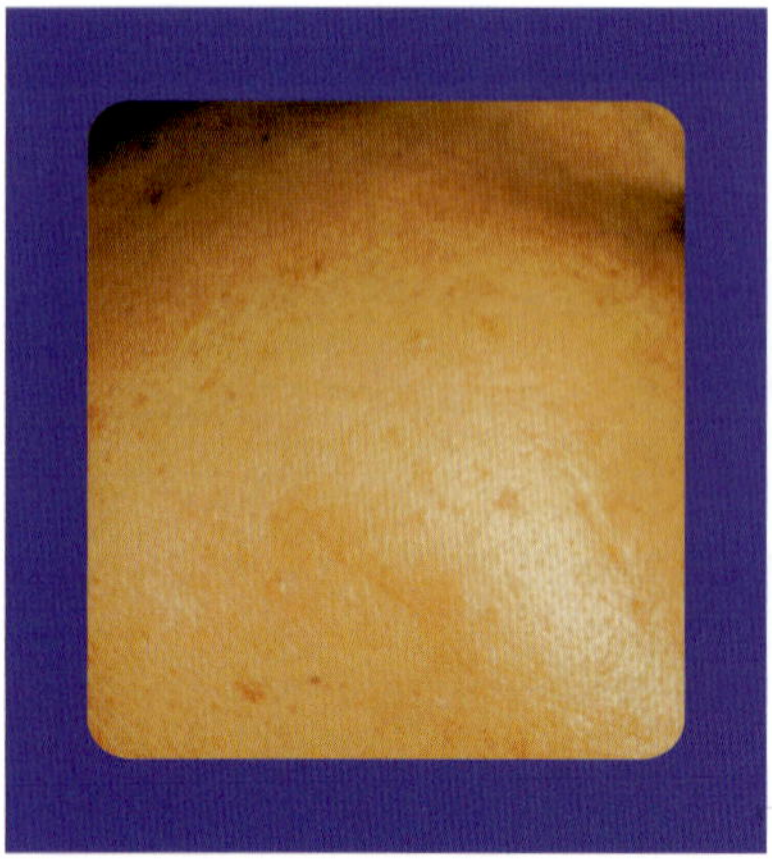

レーザー治療後

【症例4】
老人性のシミ

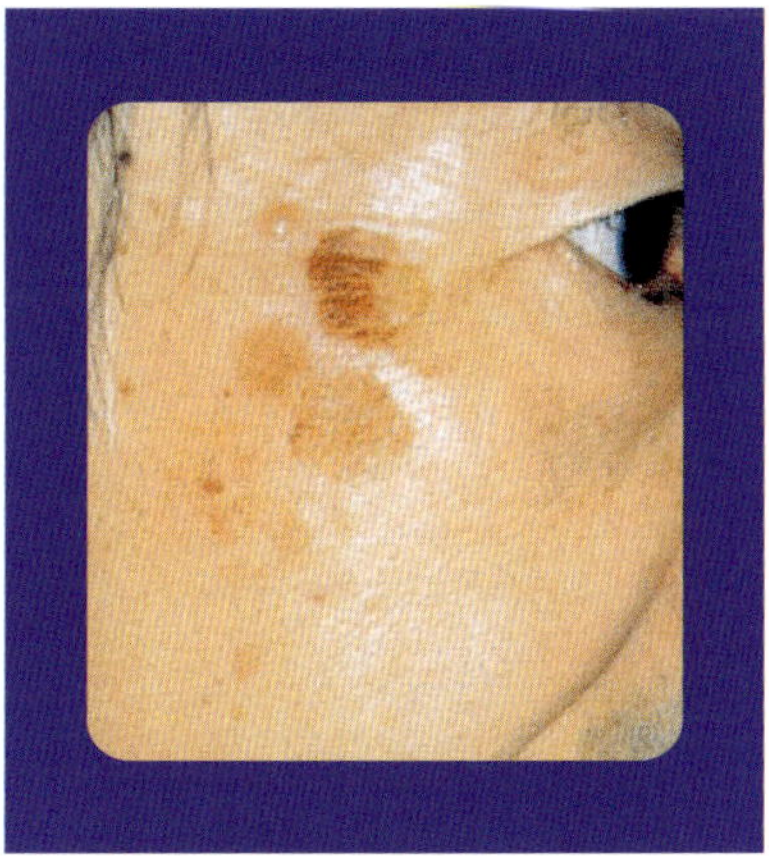

レーザー治療前

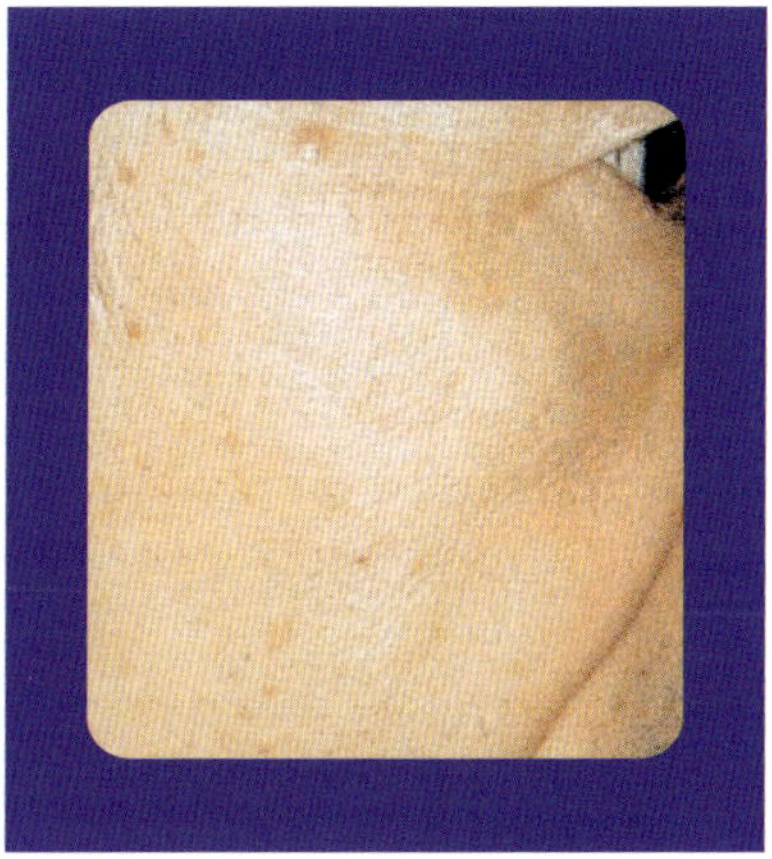

レーザー治療後

【症例5】
手のシミ

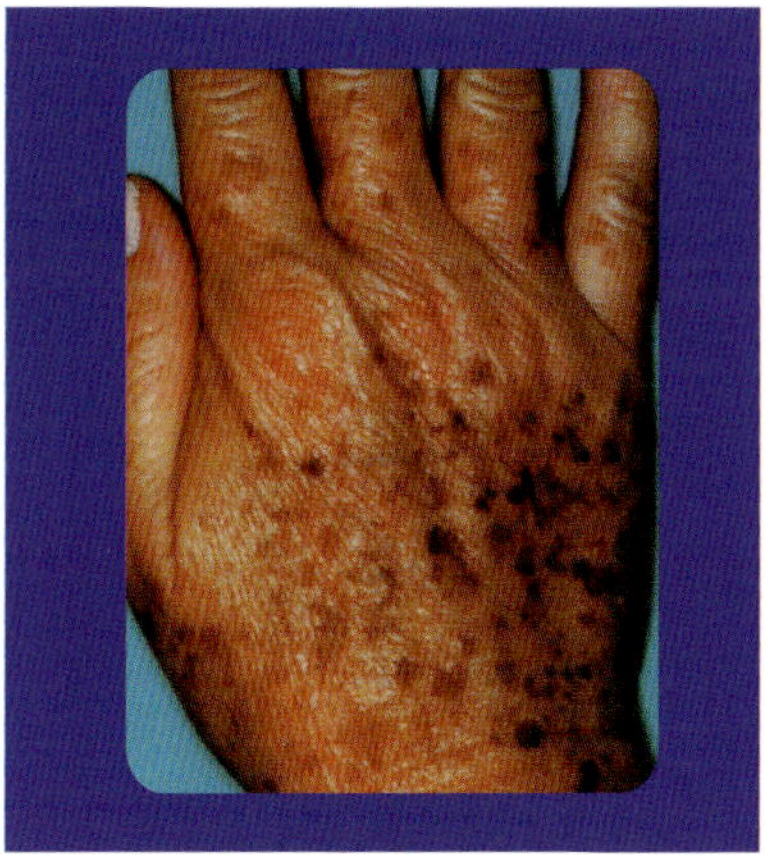

レーザー治療前

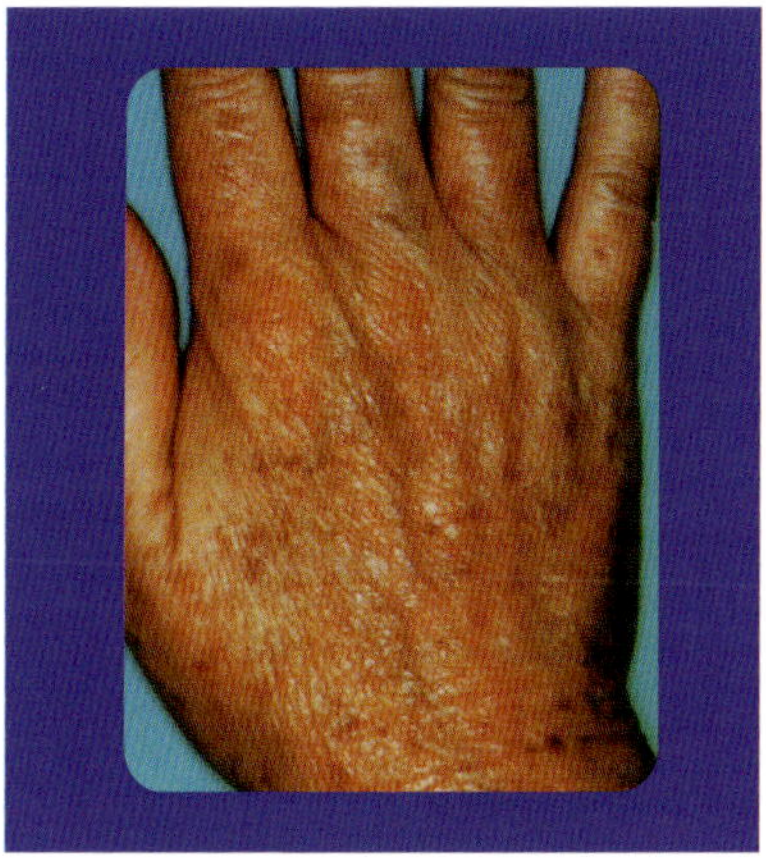

レーザー治療後

【症例7】
アトピー性皮フ炎+シミ+ニキビ跡

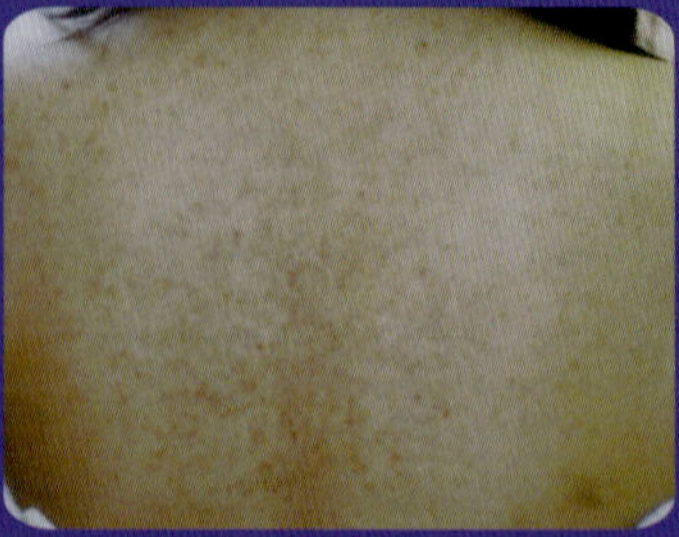

レーザー治療前

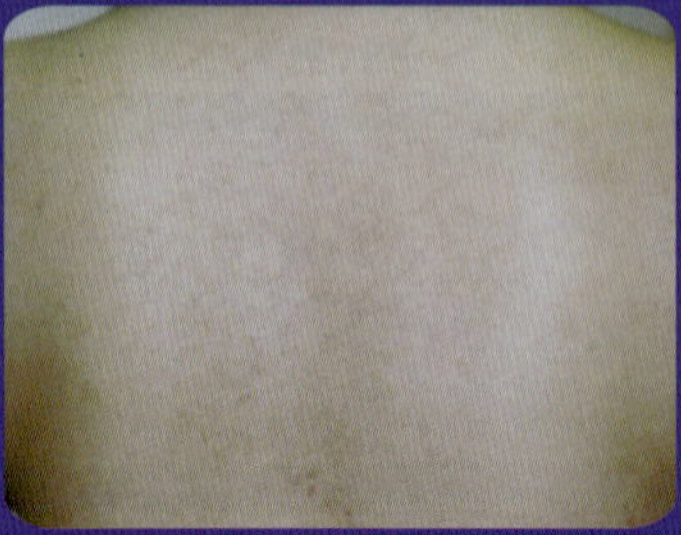

レーザー治療後

【症例6】
ソバカス

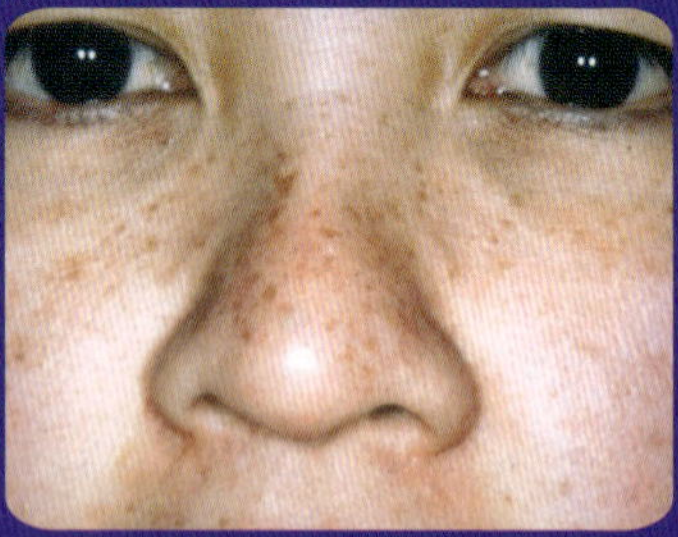

レーザー治療前

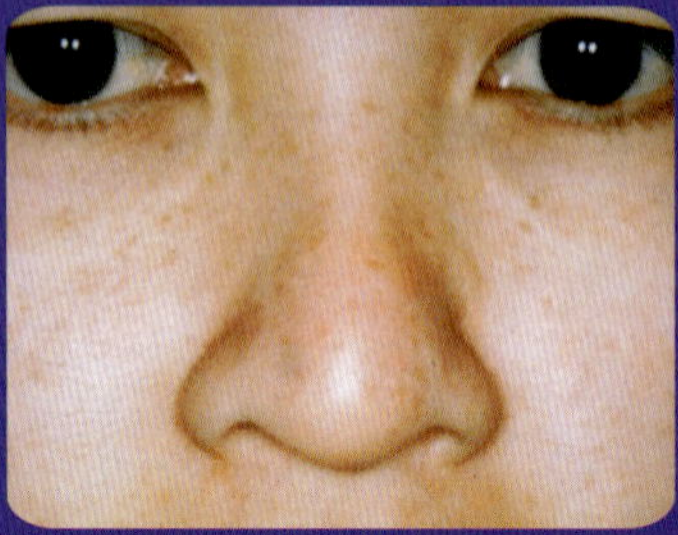

レーザー治療後

【症例8】目尻〜目の下のシワ

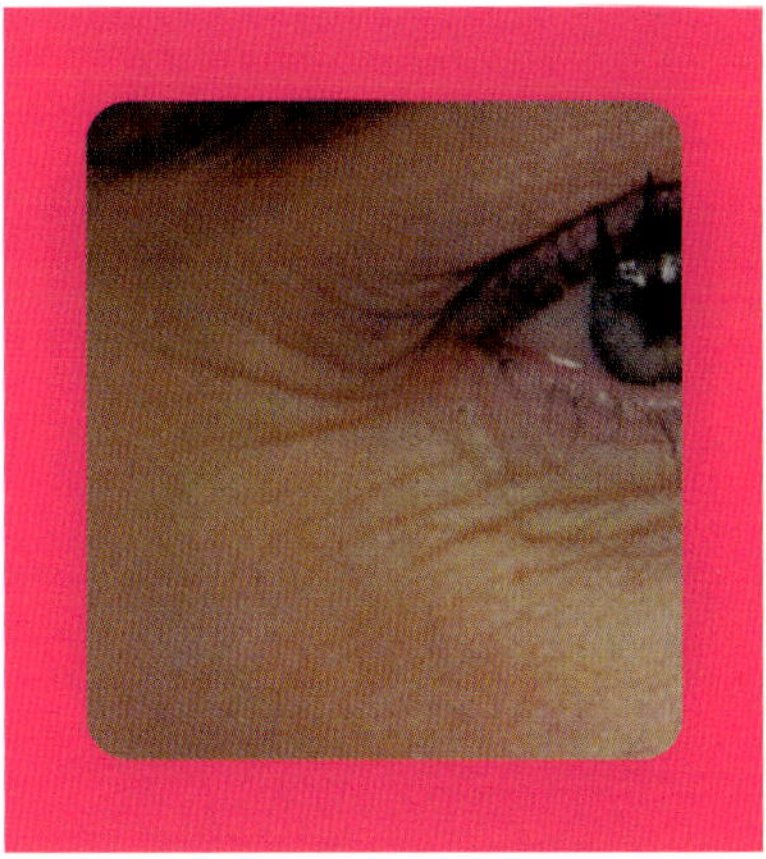

レーザー治療前

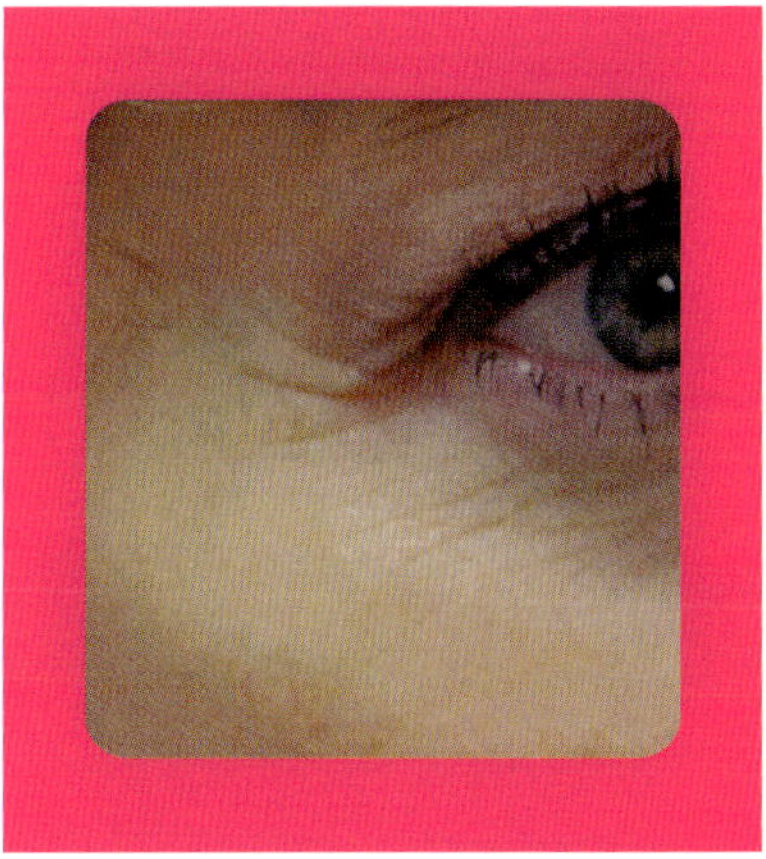

レーザー治療後

【症例9】アゴ〜首のシワ

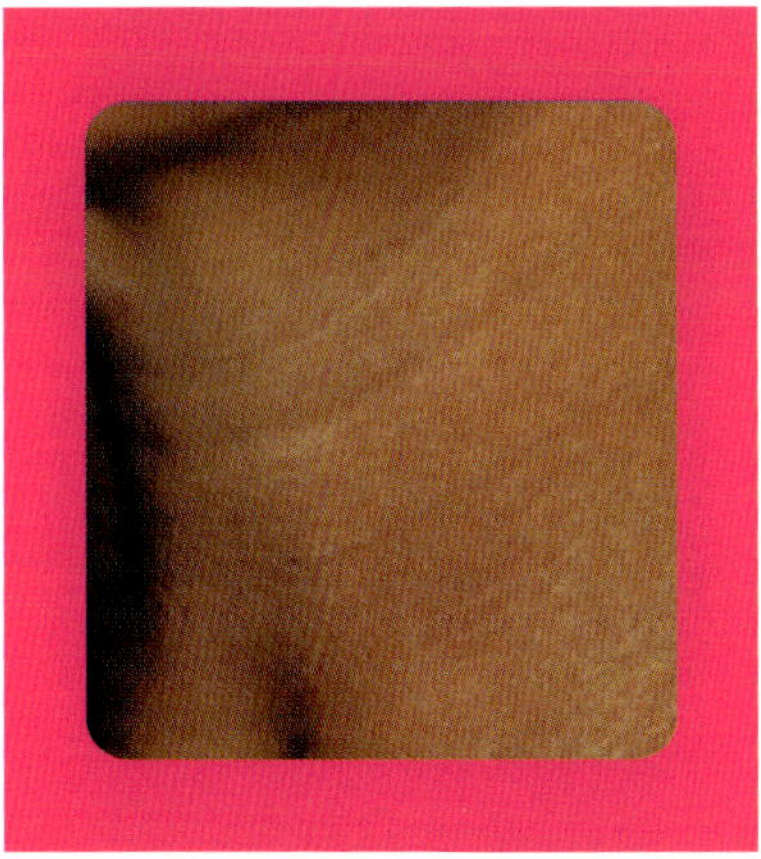

レーザー治療前

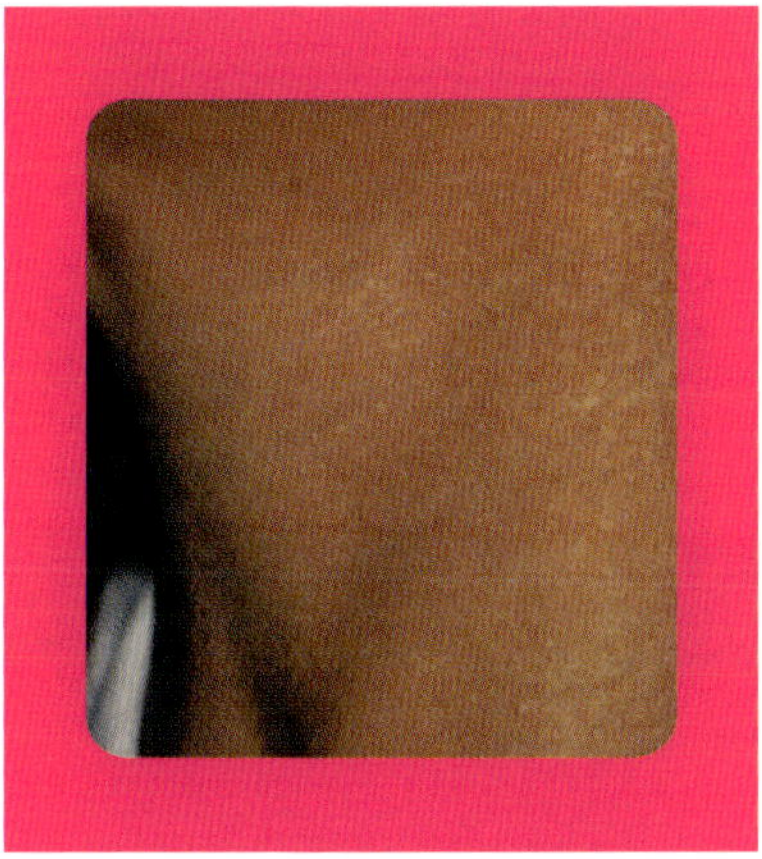

レーザー治療後

【症例10】
鼻唇溝～口周囲のシワ

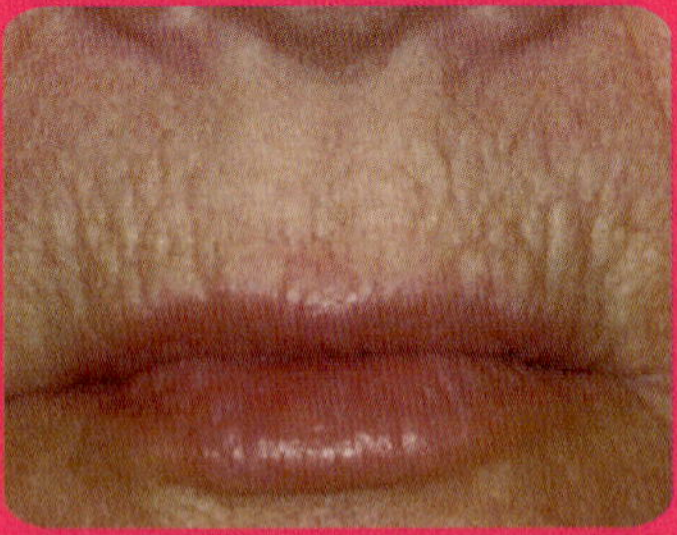

レーザー治療前

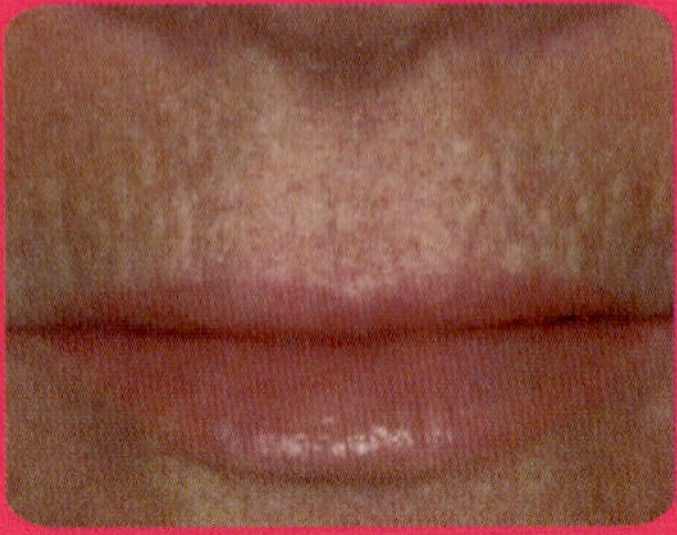

レーザー治療後

【症例11】
目の上・下のタルミ

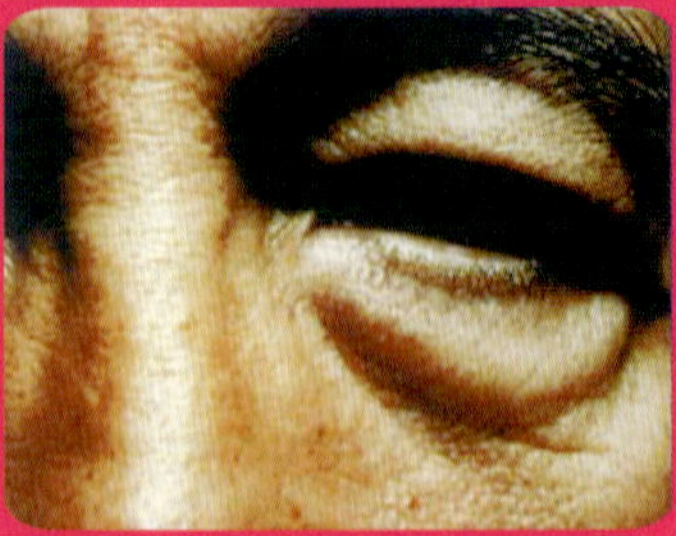

レーザー治療前

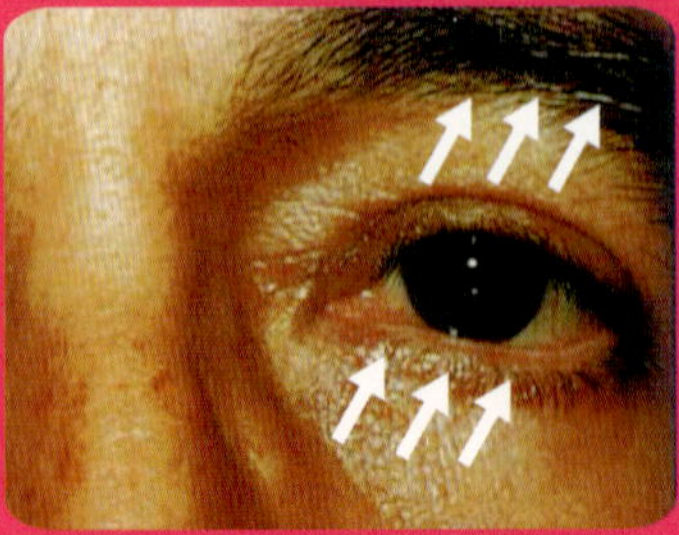

レーザー治療後

【症例12】目の上のタルミ

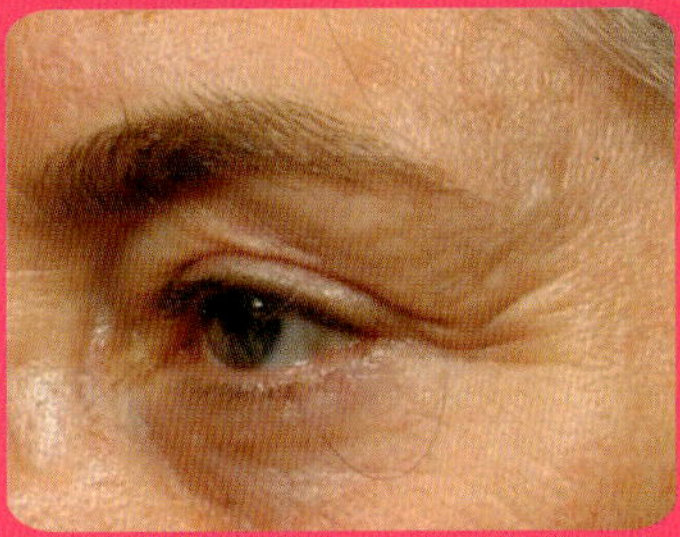

レーザー治療前

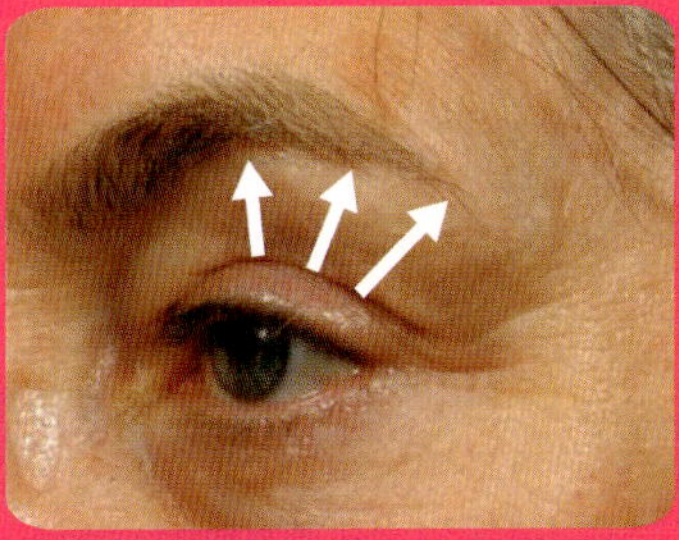

レーザー治療後

【症例13】アゴのタルミ

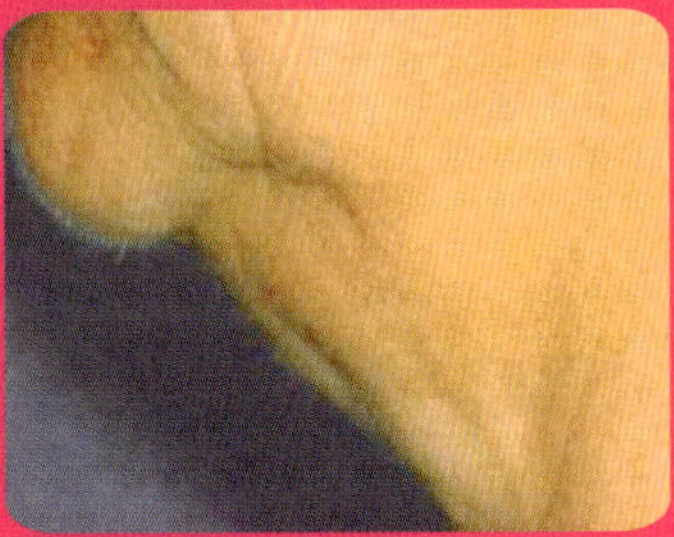

レーザー治療前

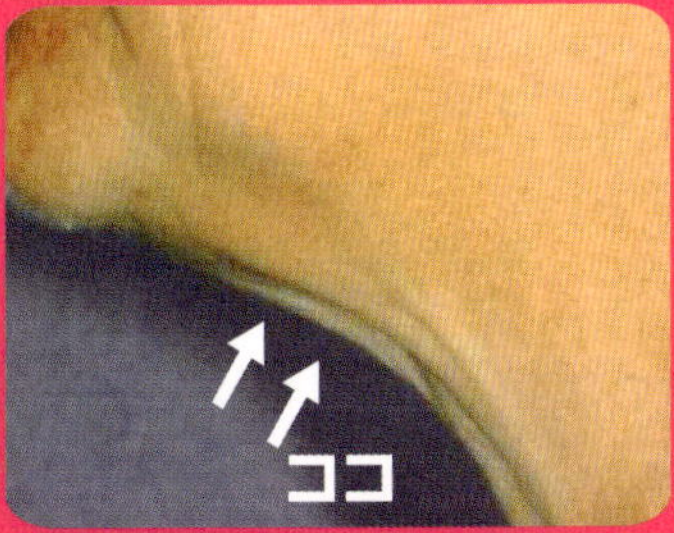

レーザー治療後

【症例14】
おでこのニキビ

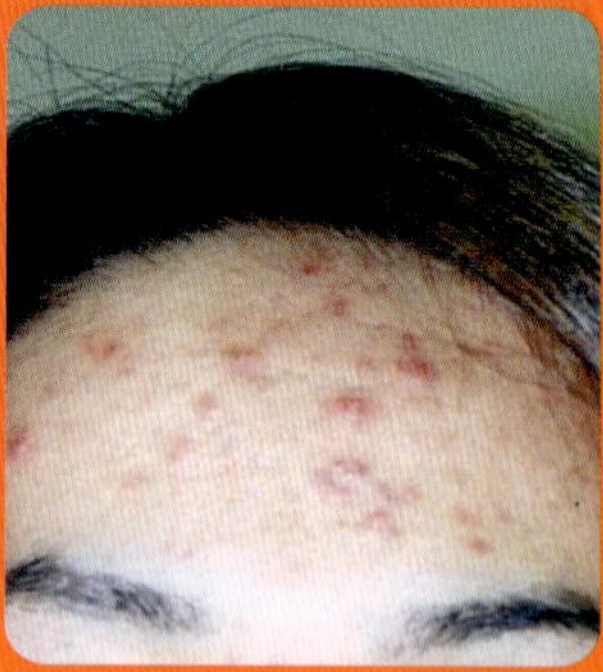

レーザー治療前

↓

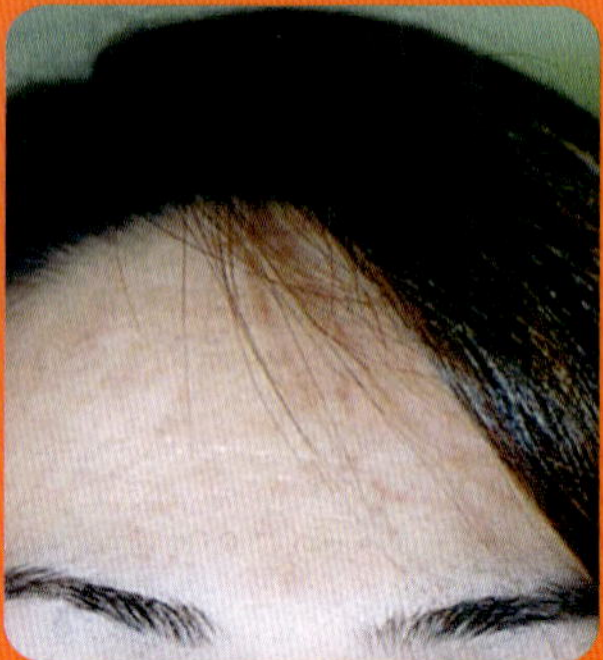

レーザー治療後

【症例15】
アゴのニキビ

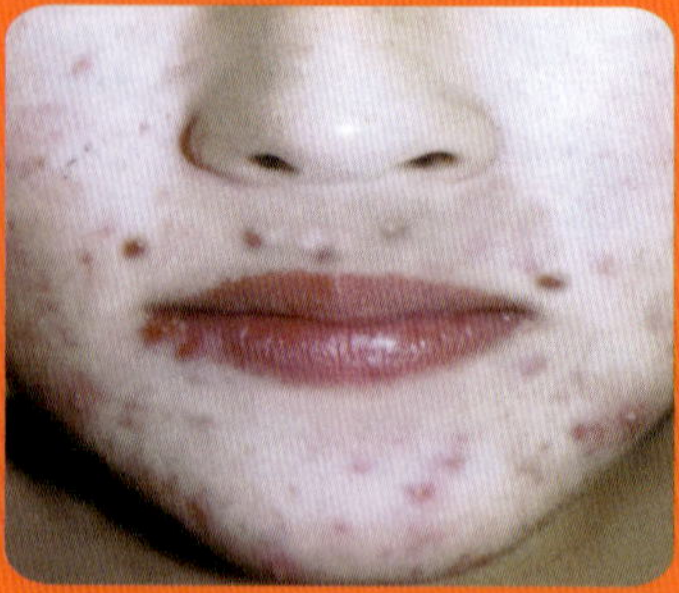

レーザー治療前

↓

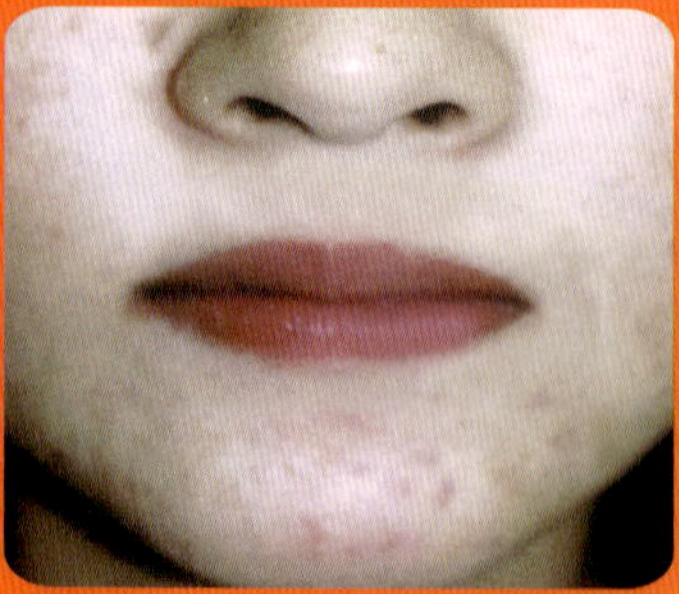

レーザー治療後

【症例17】
鼻の下の赤ニキビ

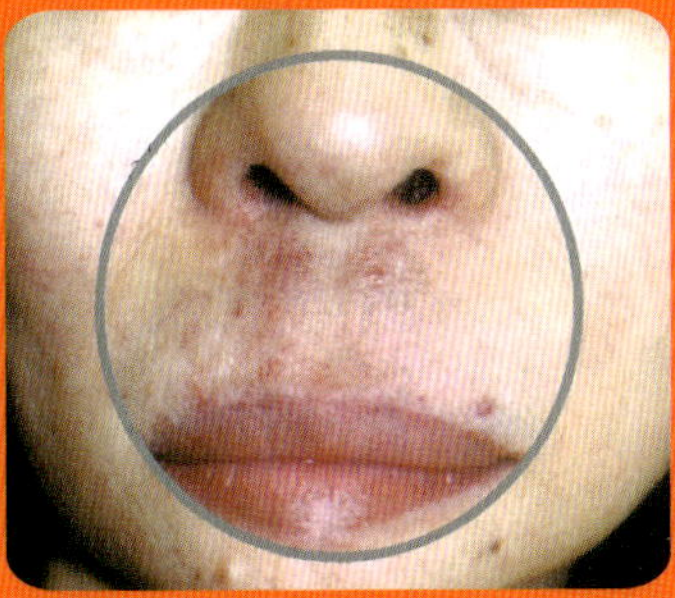

レーザー治療前

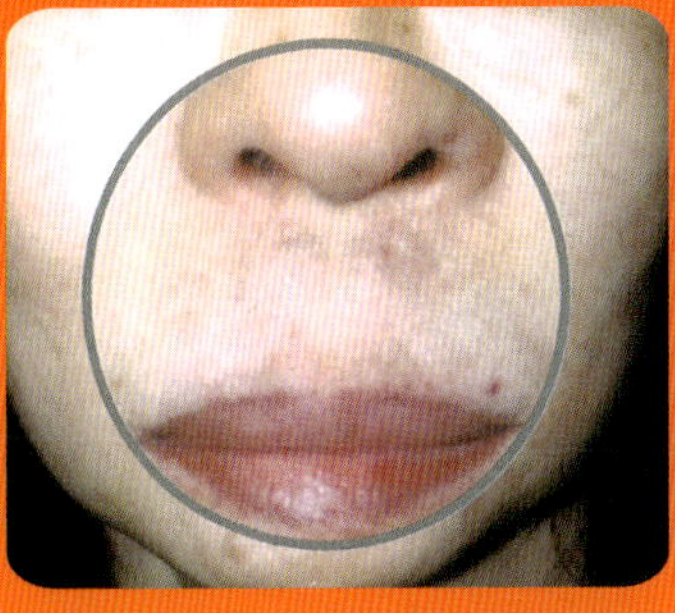

レーザー治療後

【症例 16】
ホホ～アゴにかけてのニキビ

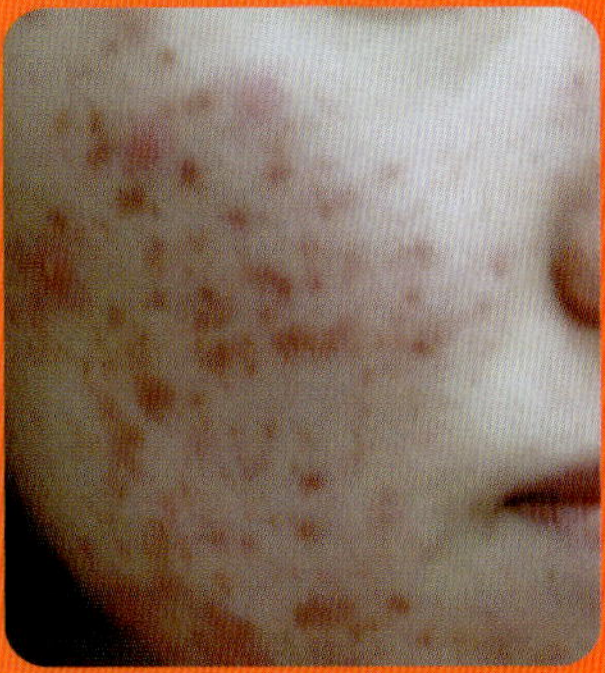

レーザー治療前

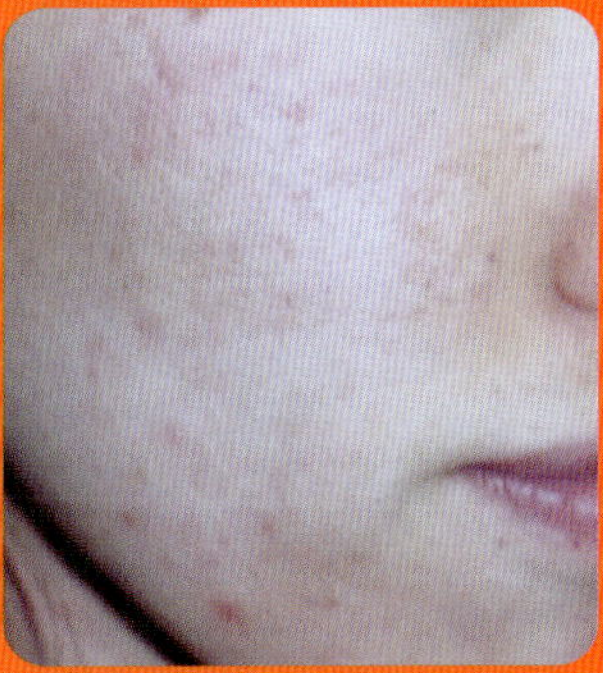

レーザー治療後

【症例19】
ホホのニキビ跡

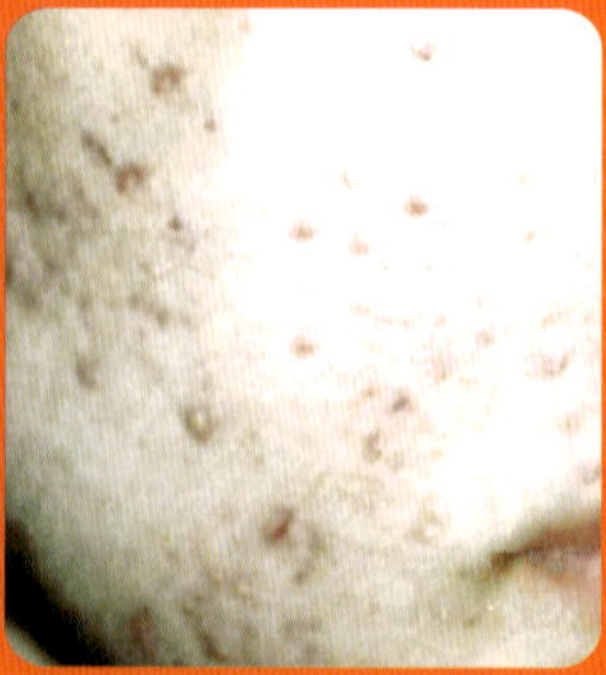

レーザー治療前

レーザー治療後

【症例18】
ホホのニキビ跡・毛穴の開き

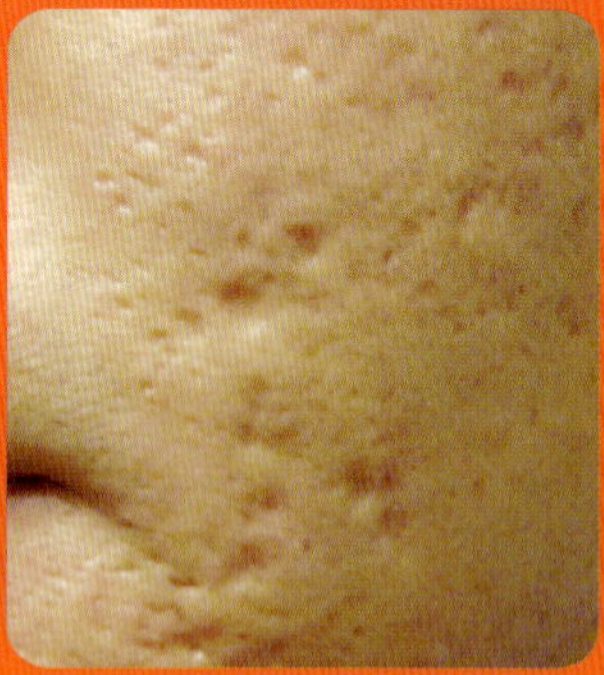

レーザー治療前

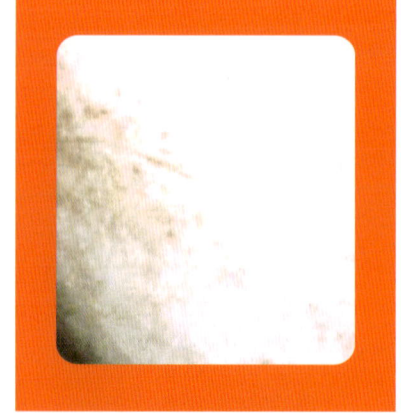

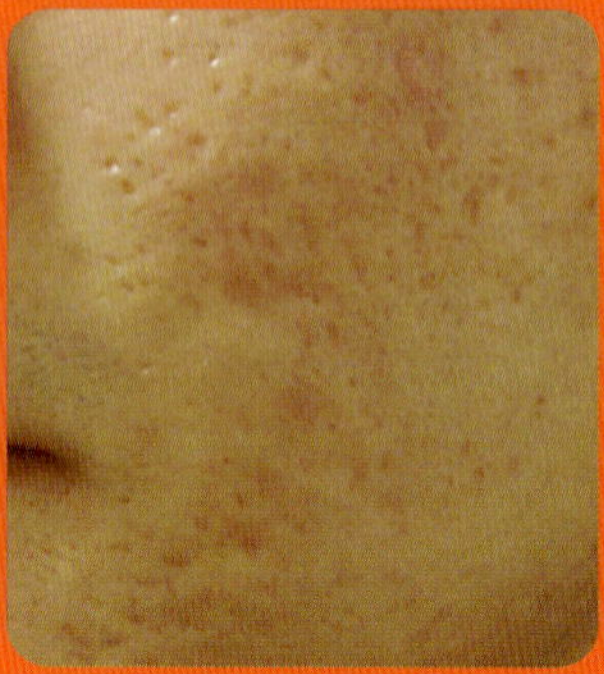

レーザー治療後

【症例21】
ホホの赤ニキビ・ニキビ跡

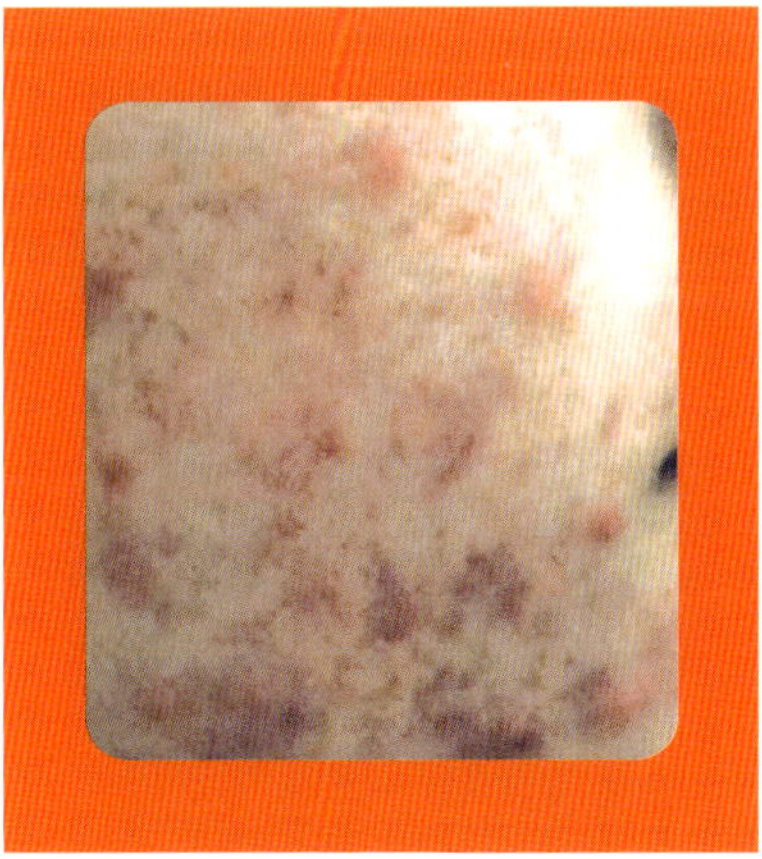

レーザー治療前

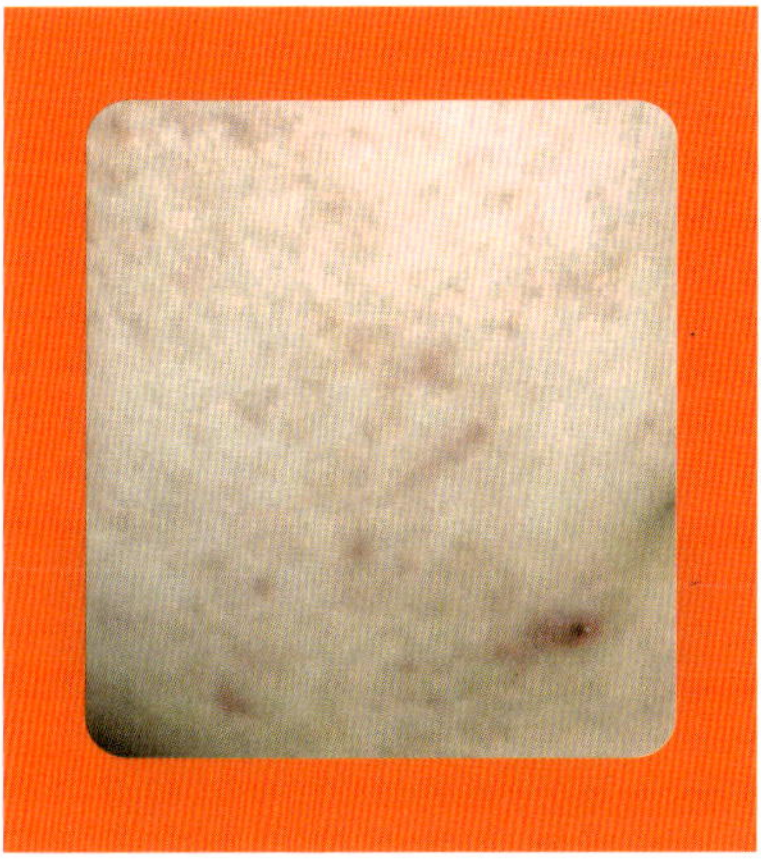

レーザー治療後

【症例20】
ホホのニキビ跡・毛穴の開き

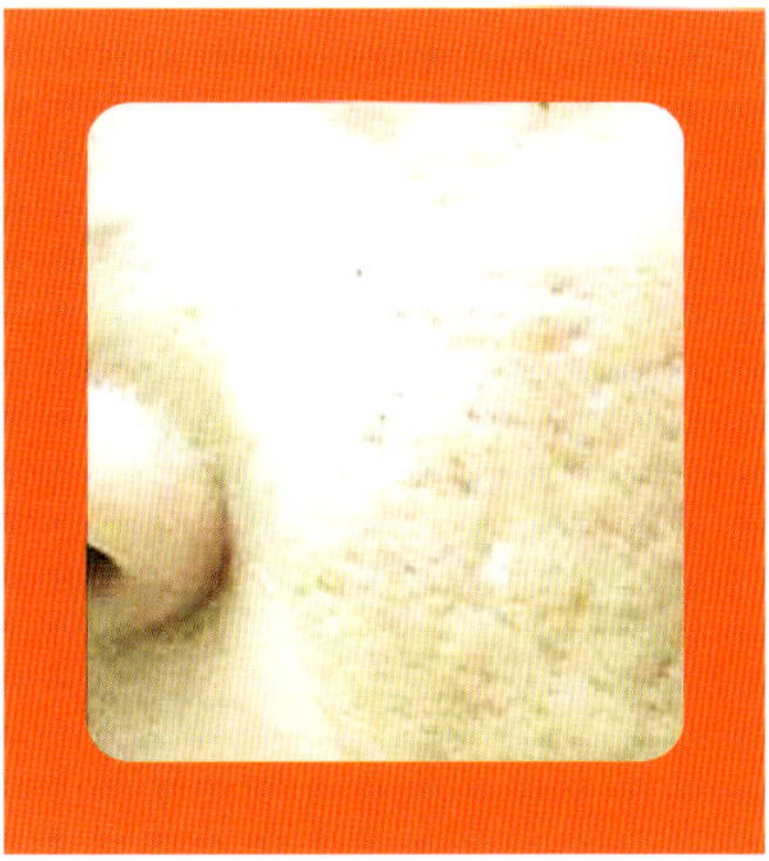

レーザー治療前

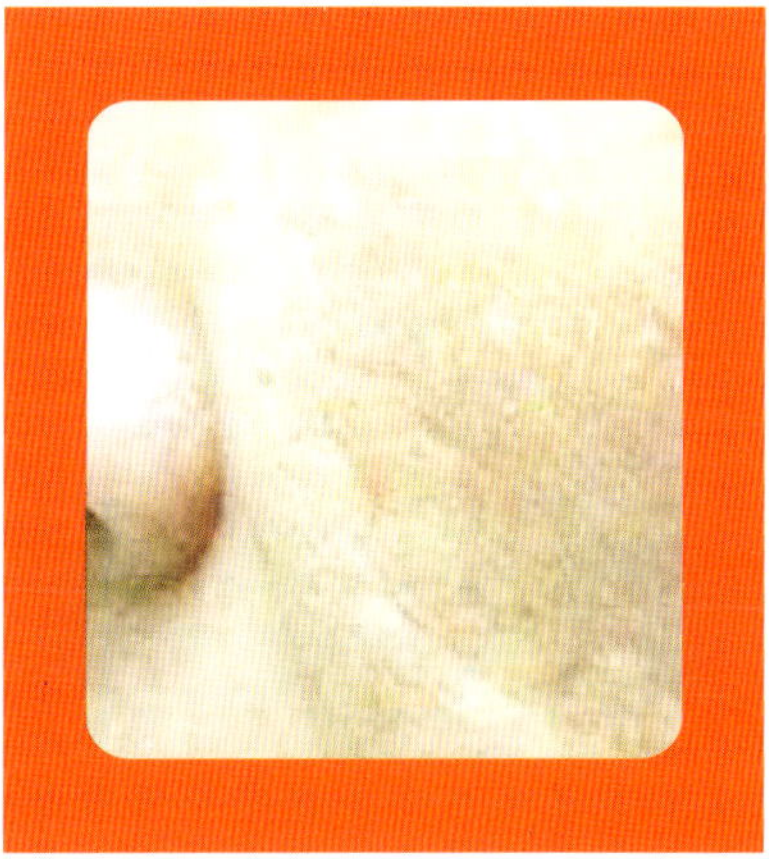

レーザー治療後

【症例22】
ニキビ・ニキビ跡・毛穴の開き・シミ

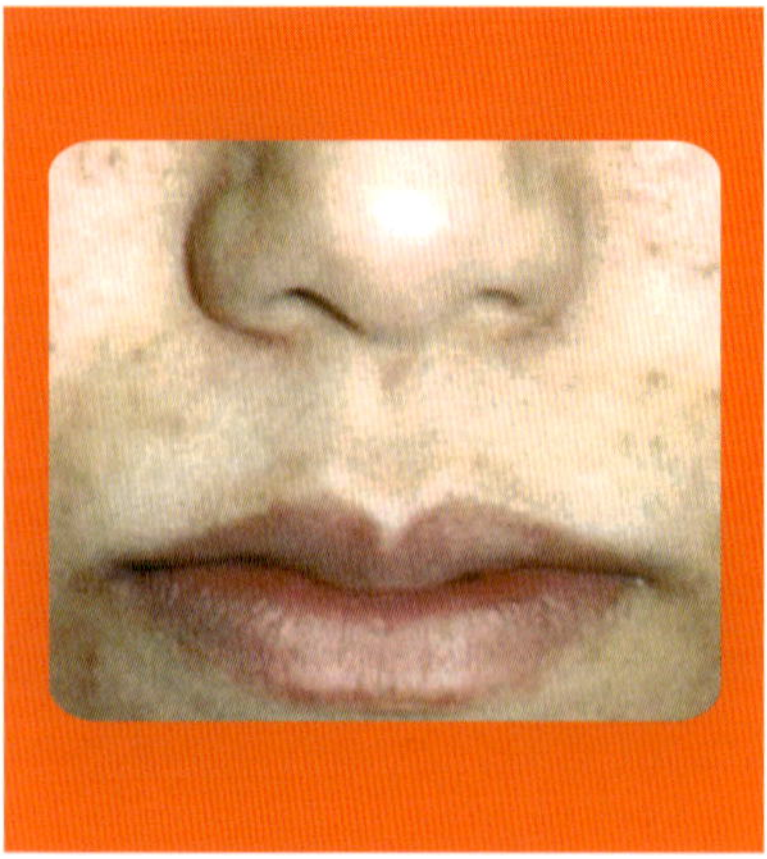

治療中（3）

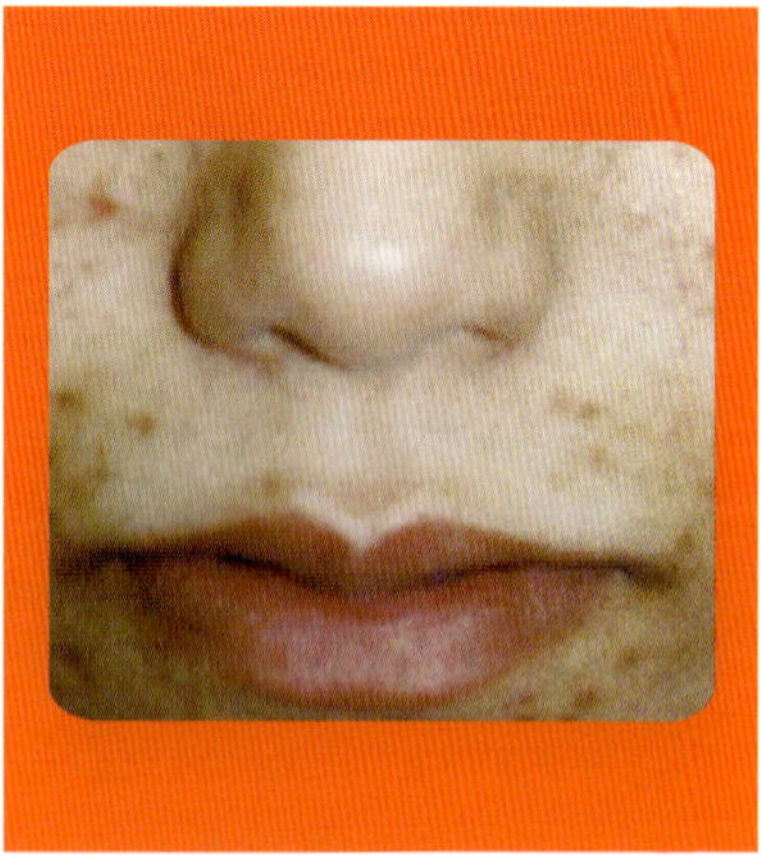

治療中（1）

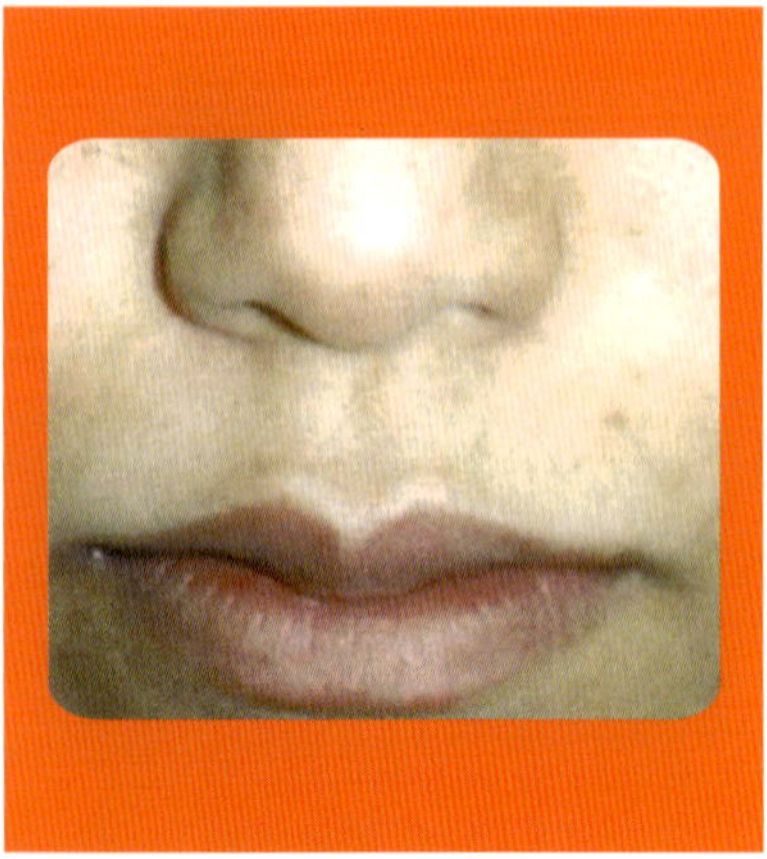

治療後（4）

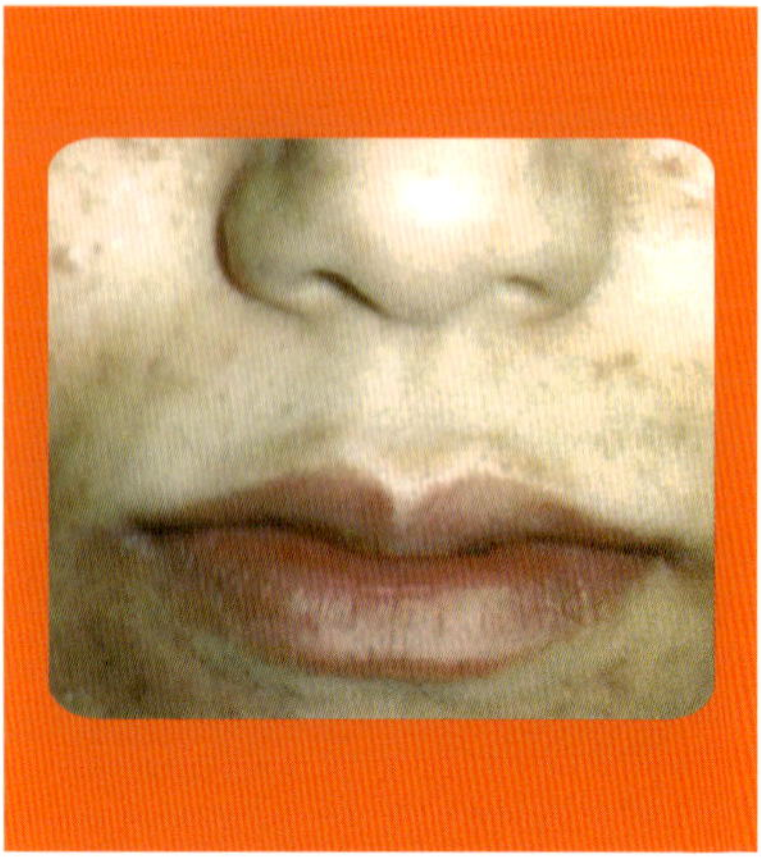

治療中（2）

【症例23】
毛穴の開き

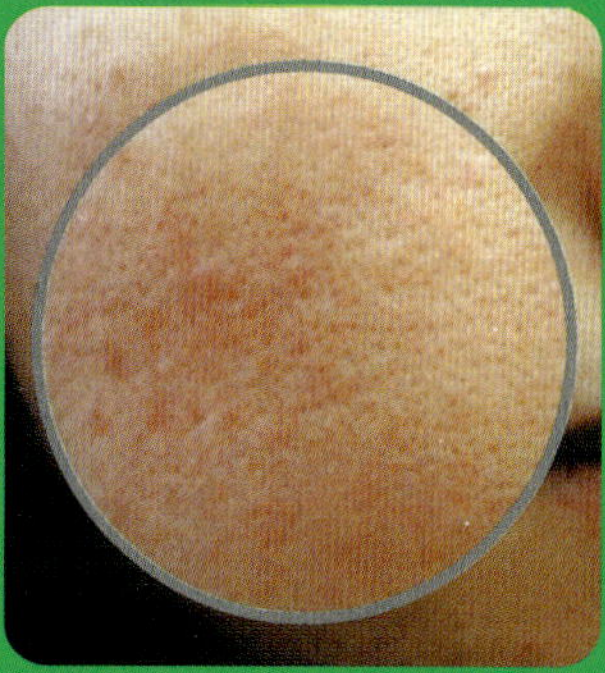

レーザー治療前

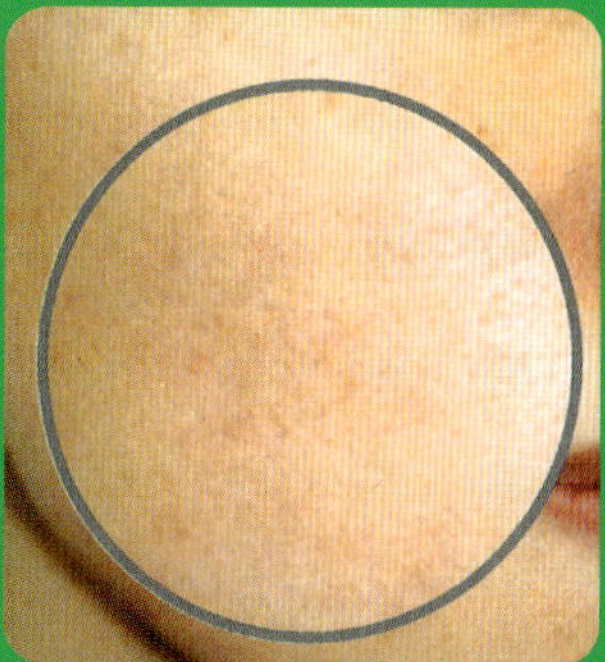

レーザー治療後

【症例24】
毛穴の開き

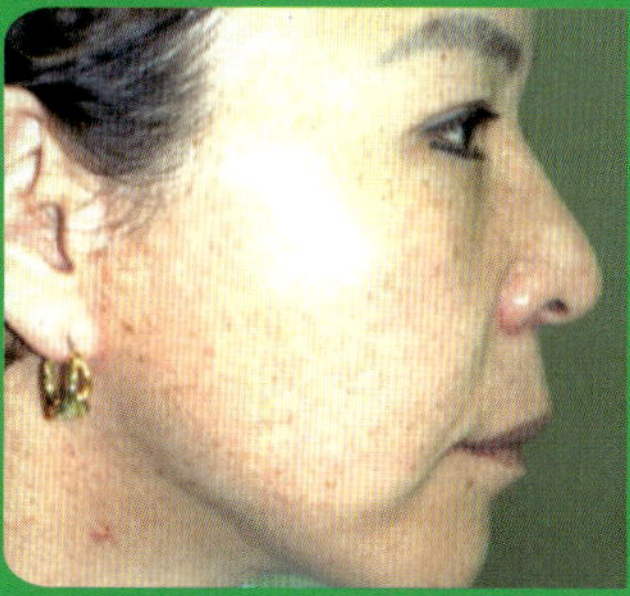

レーザー治療前

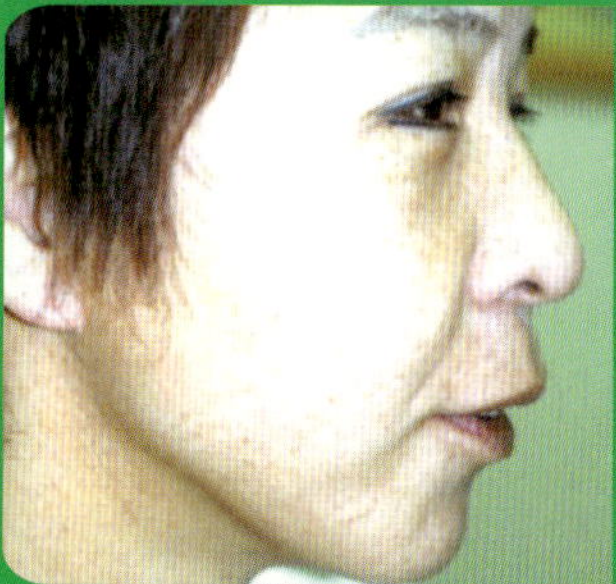

レーザー治療後

【症例25】
顔のアザ

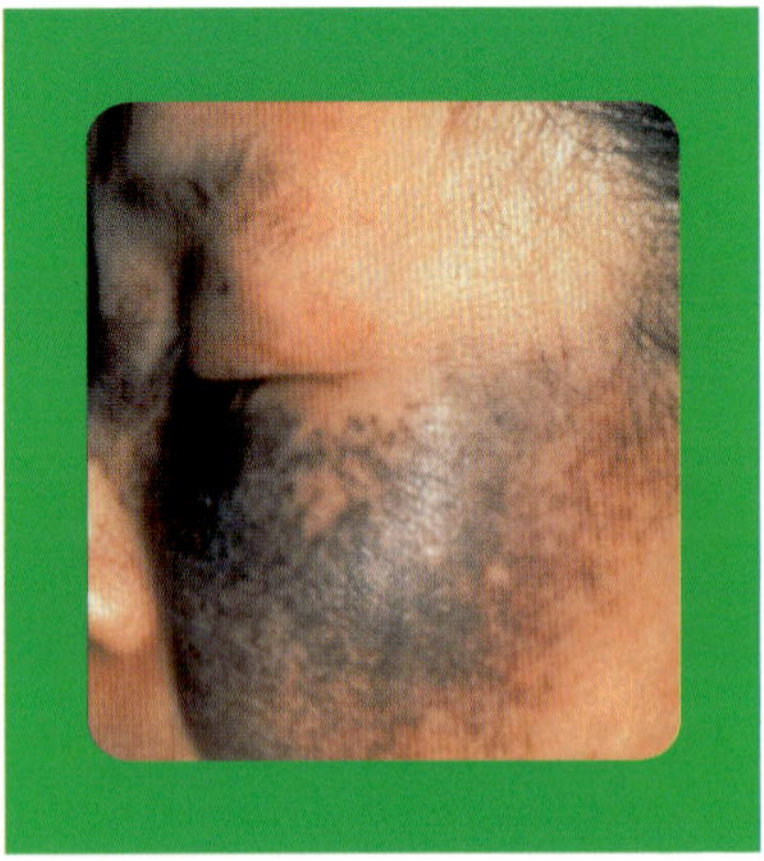

レーザー治療前

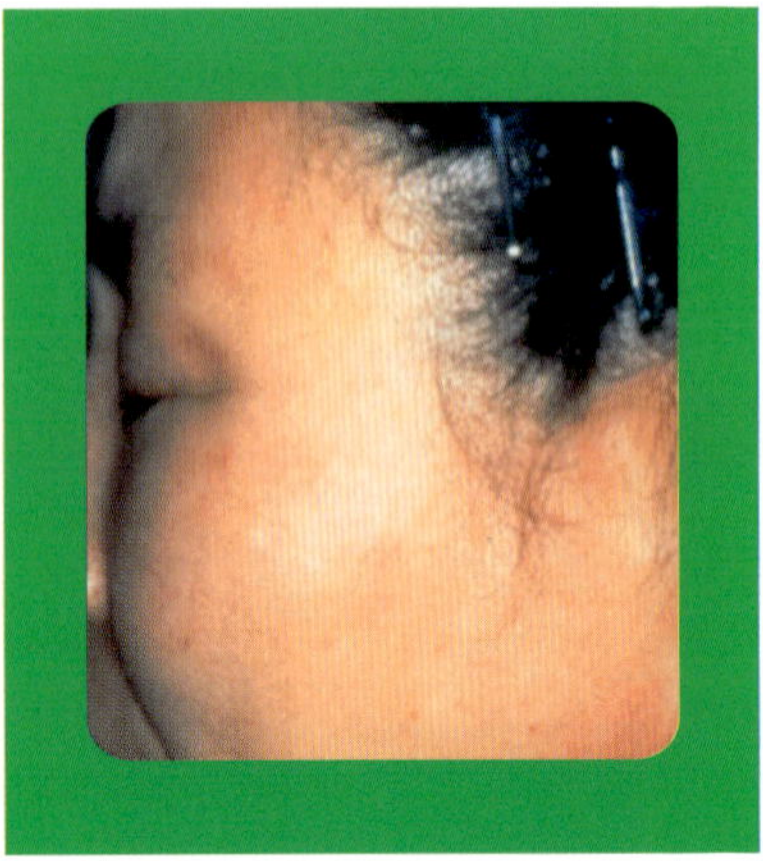

レーザー治療後

【症例26】
顔のアザ

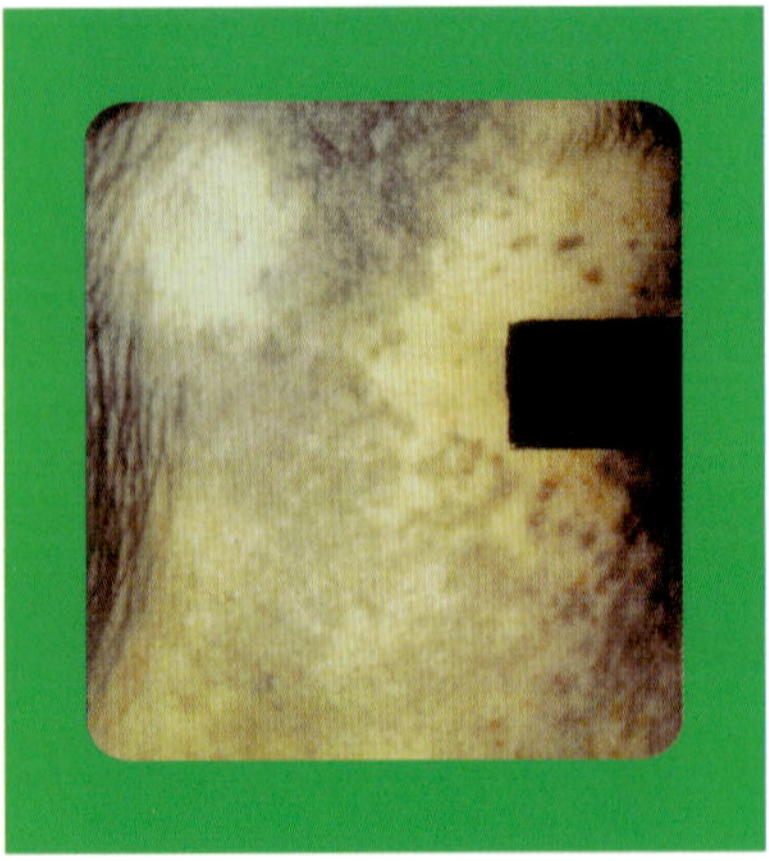

レーザー治療前

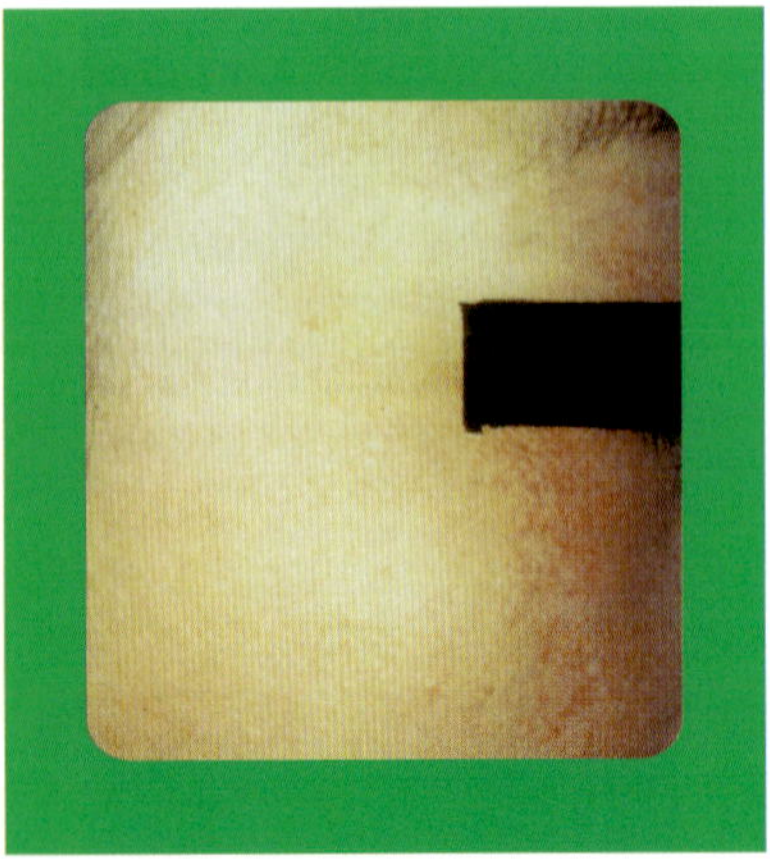

レーザー治療後

【症例27】
お尻のアザ

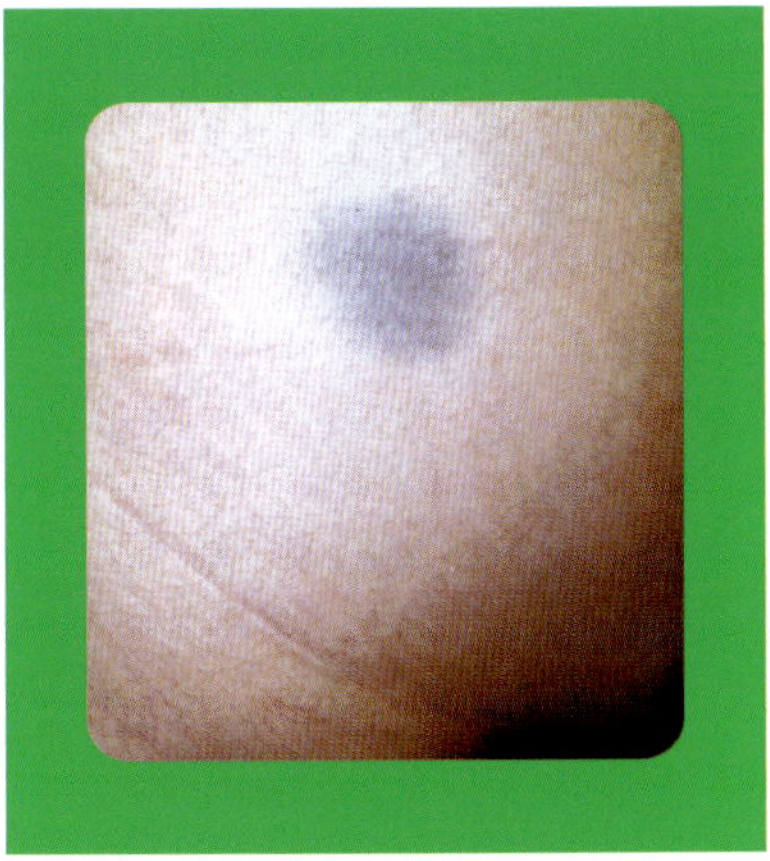

レーザー治療前

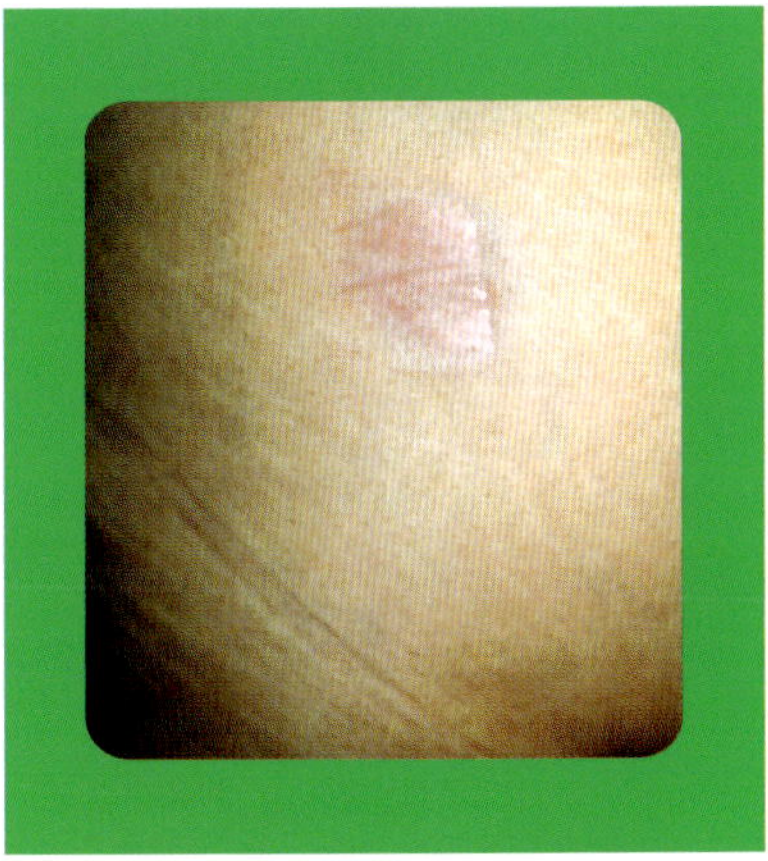

レーザー治療後

【症例28】
首のアザ

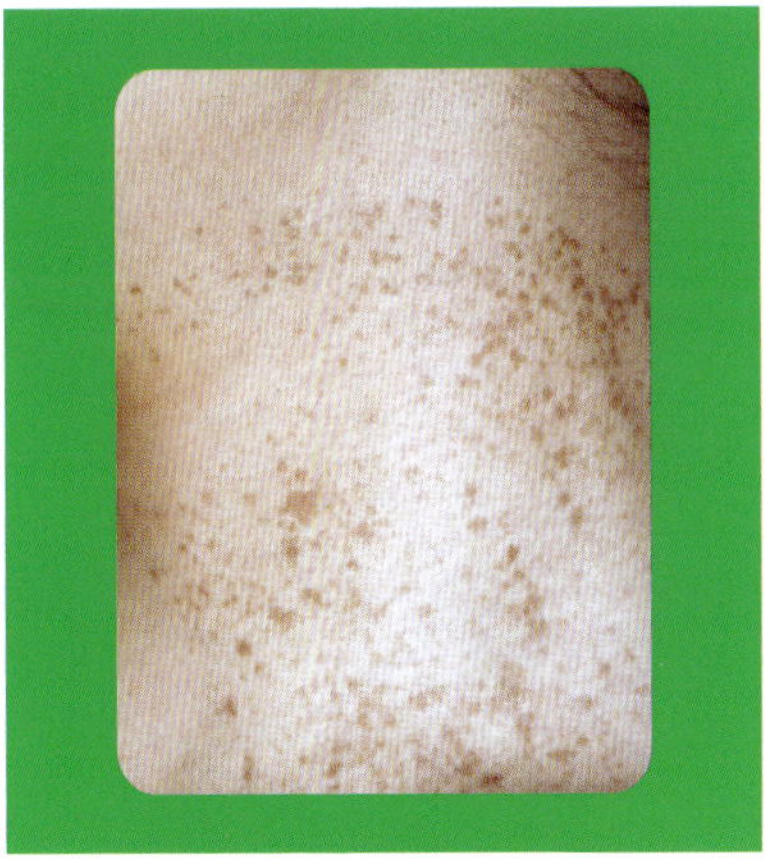

レーザー治療前

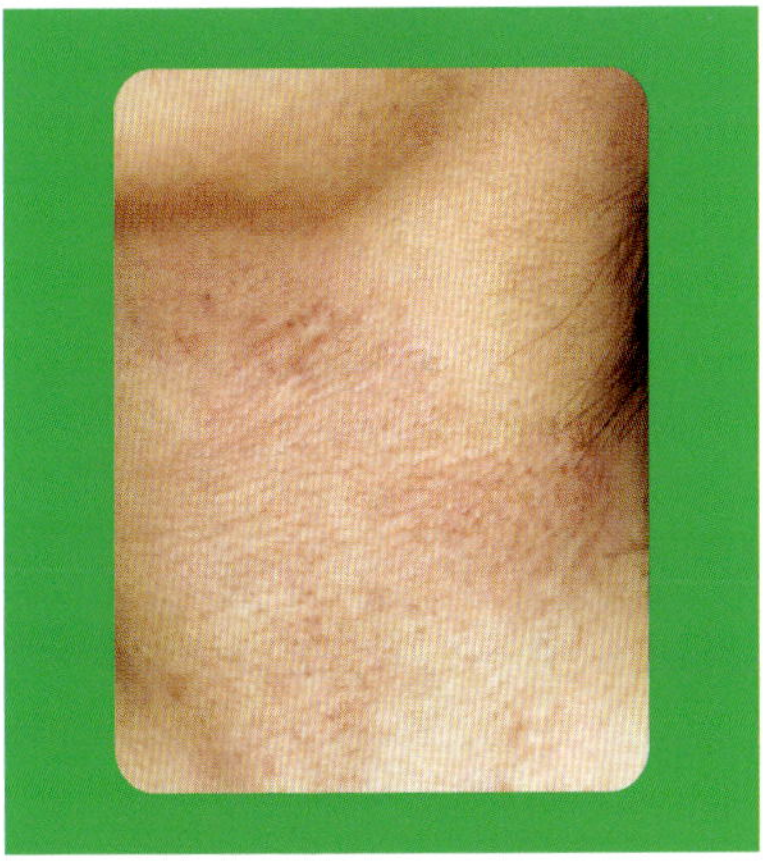

レーザー治療後

【症例29】赤ら顔

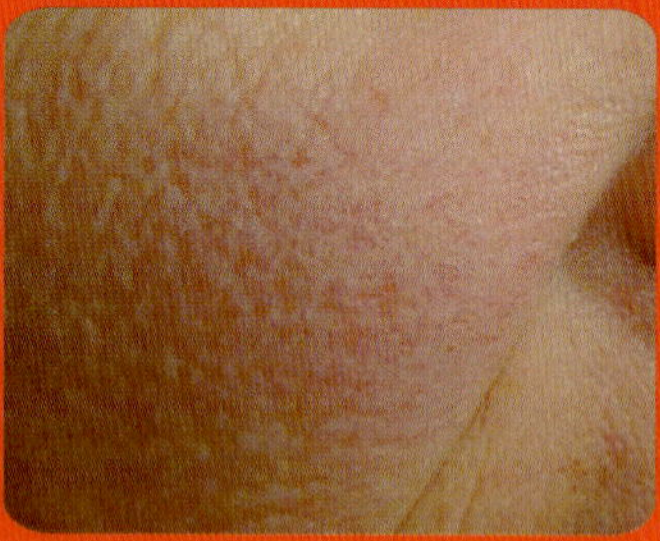

レーザー治療前

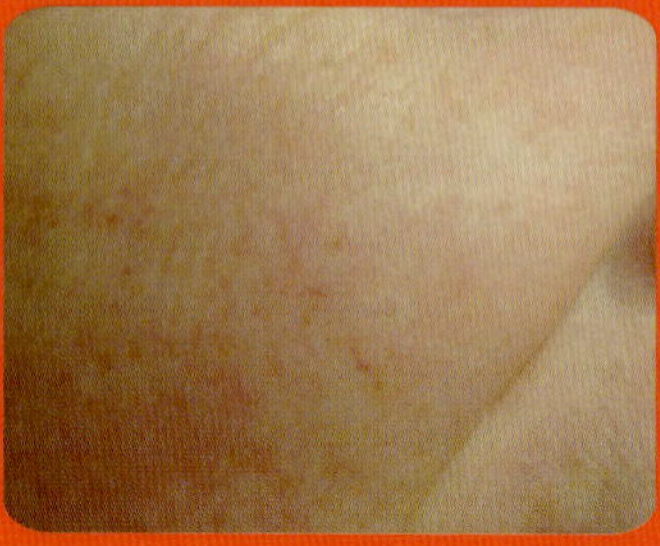

レーザー治療後

【症例30】赤ら顔

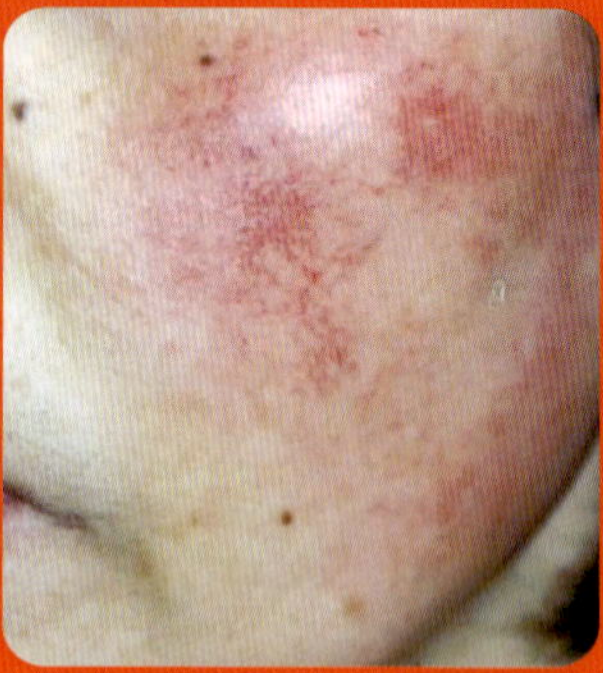

レーザー治療前

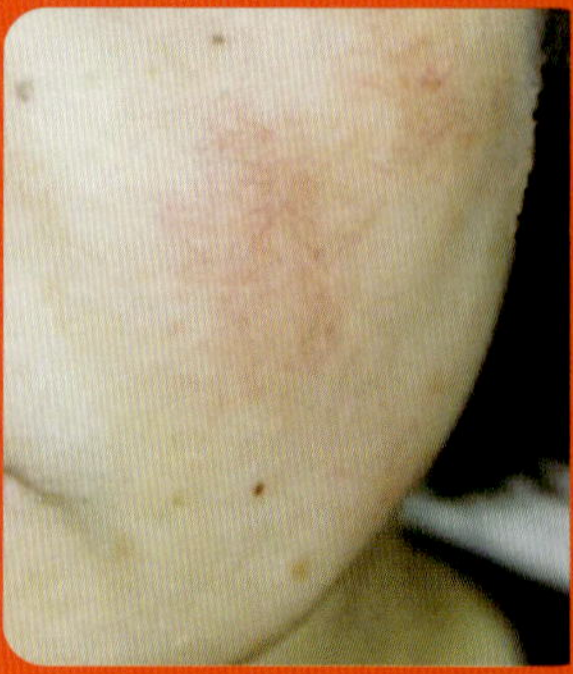

レーザー治療後

【症例31】顔の赤アザ

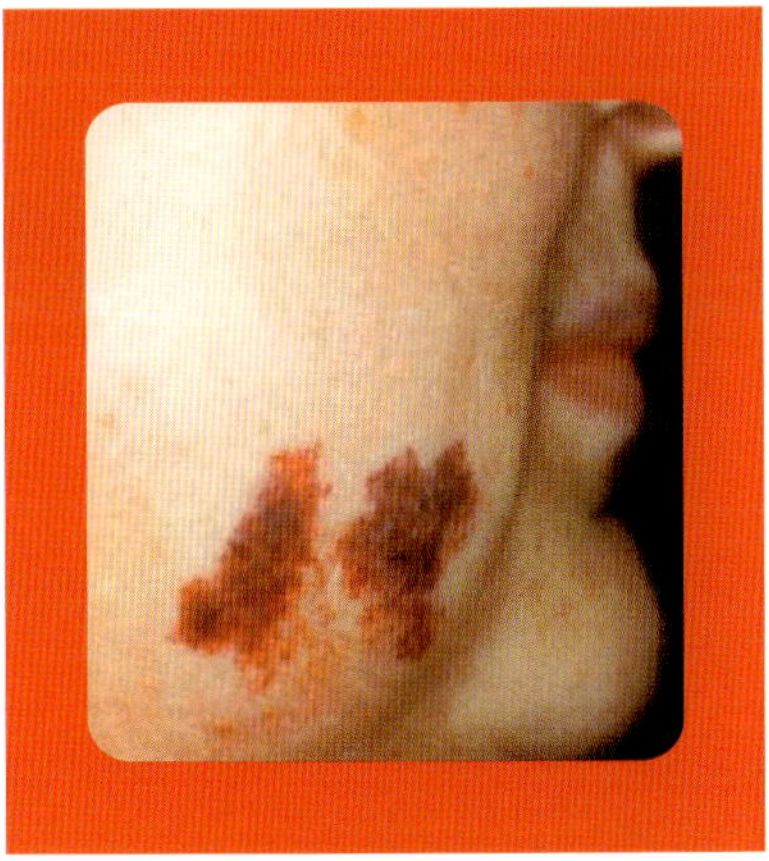

レーザー治療前

↓

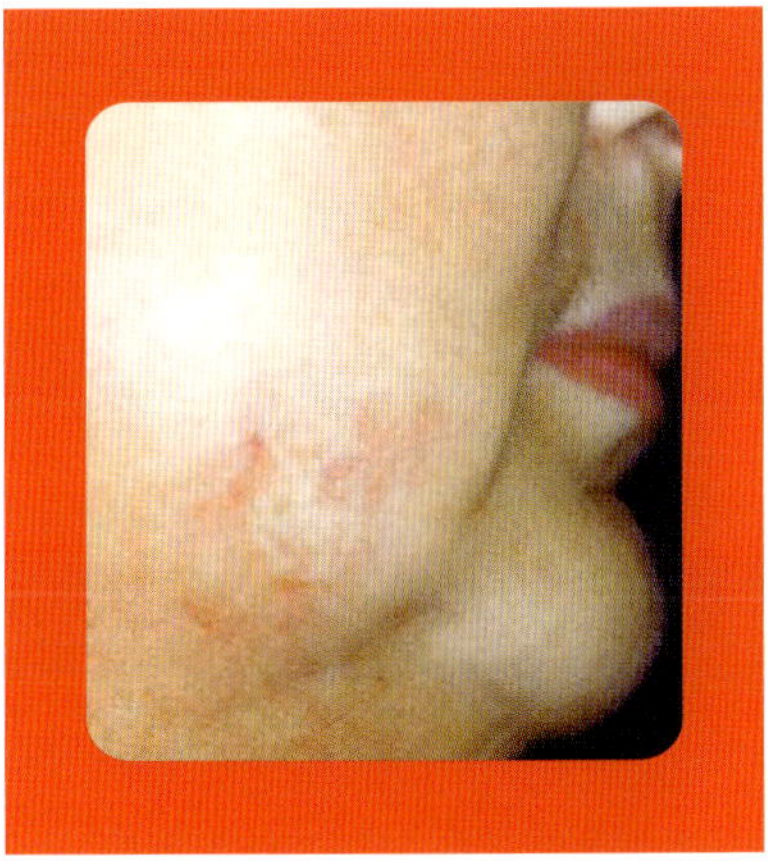

レーザー治療後

【症例32】肩の赤アザ

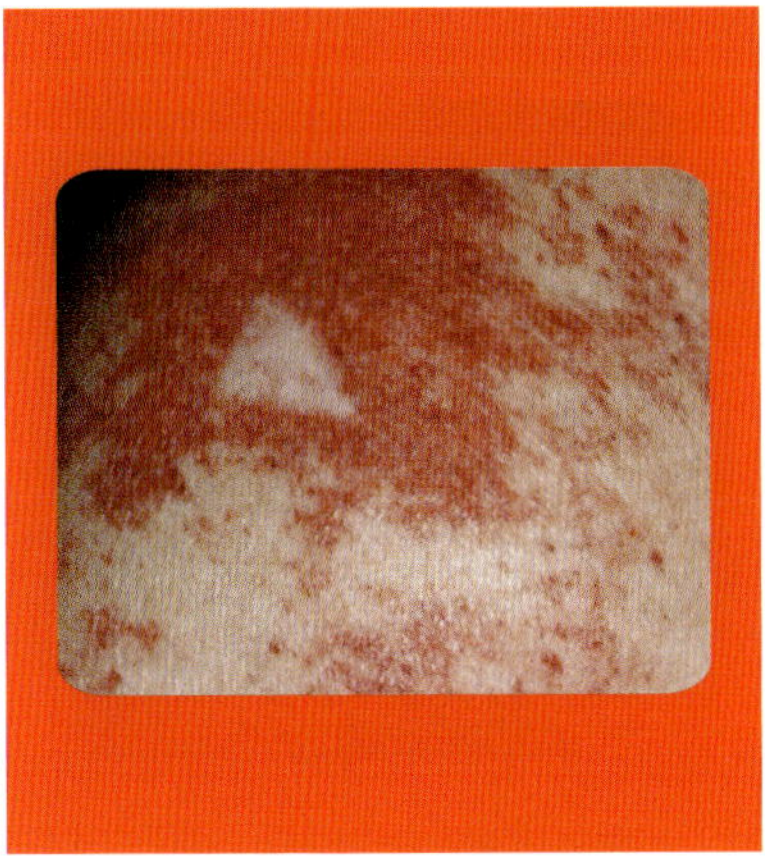

レーザー治療前

↓

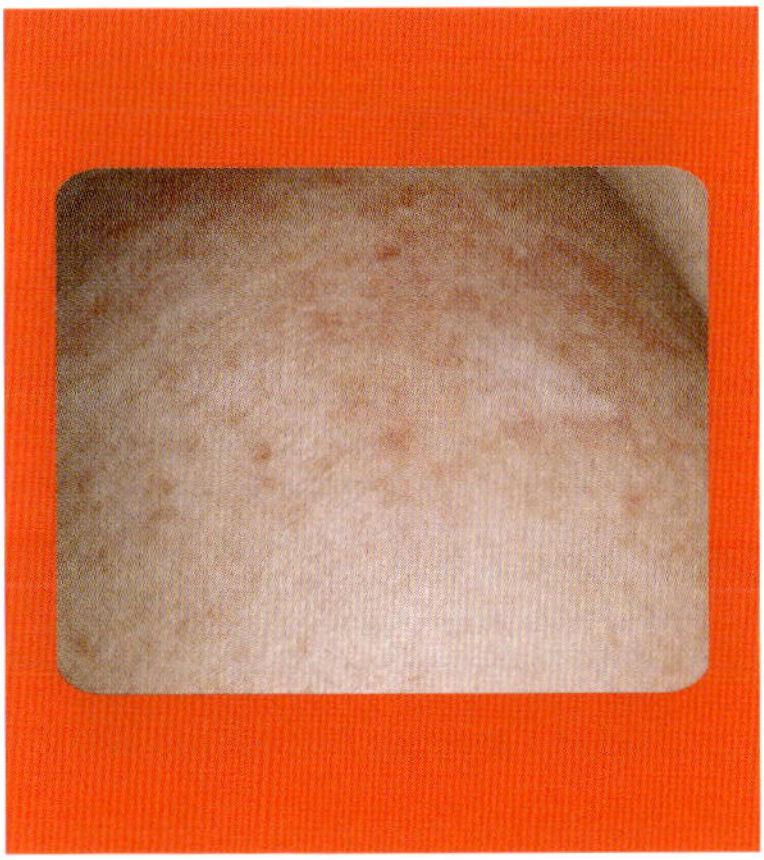

レーザー治療後

【症例33】
首の赤アザ

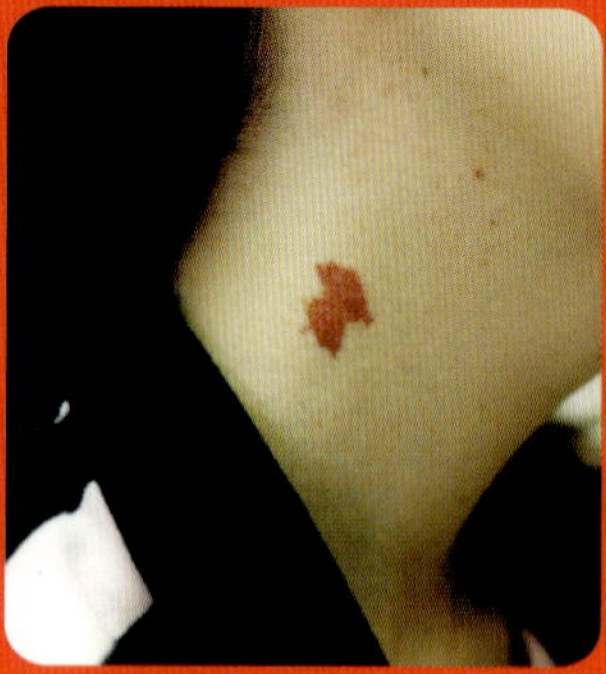

レーザー治療前

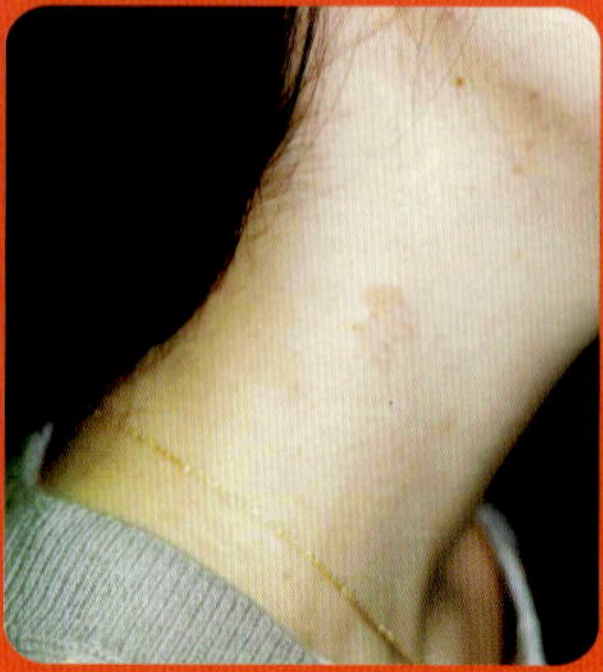

レーザー治療後

【症例34】
顔の赤いキズ跡

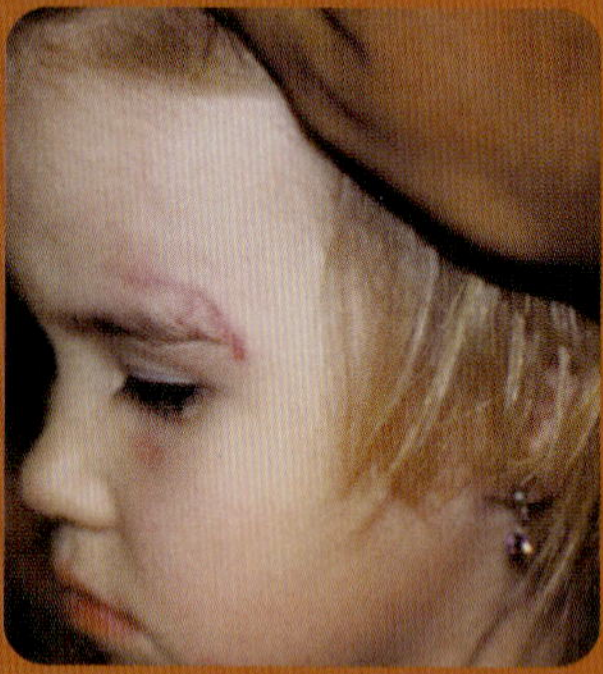

レーザー治療前

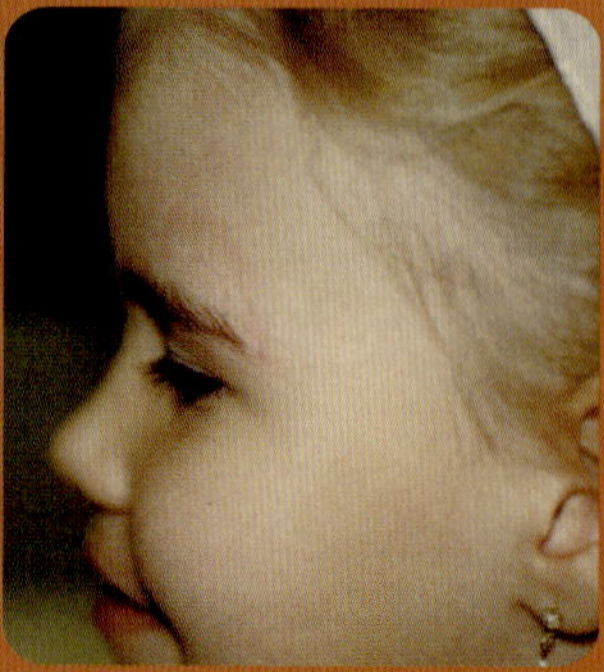

レーザー治療後

【症例35】
イボ

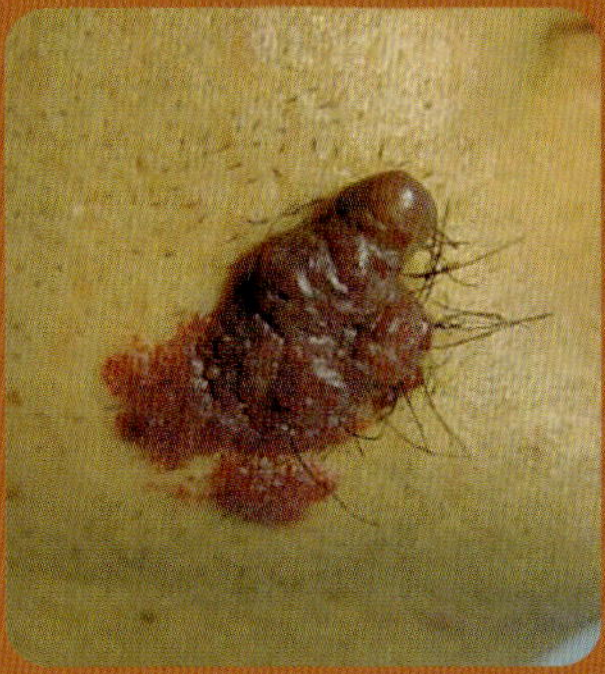

レーザー治療前

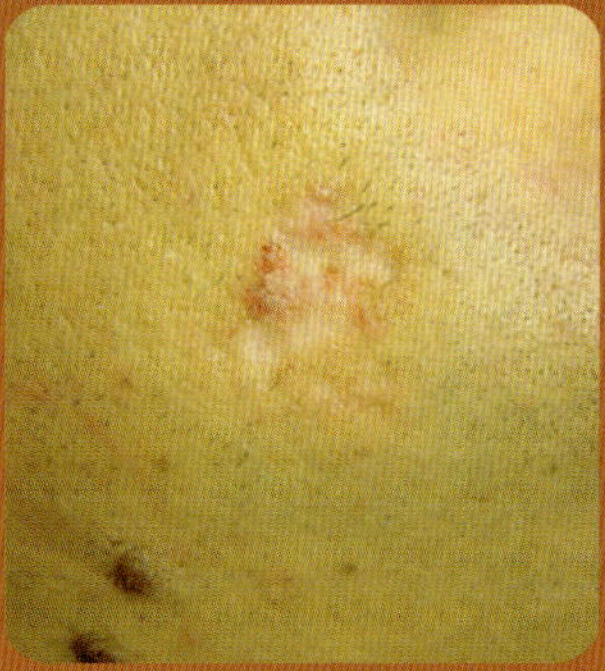

レーザー治療後

【症例36】
鼻のホクロ

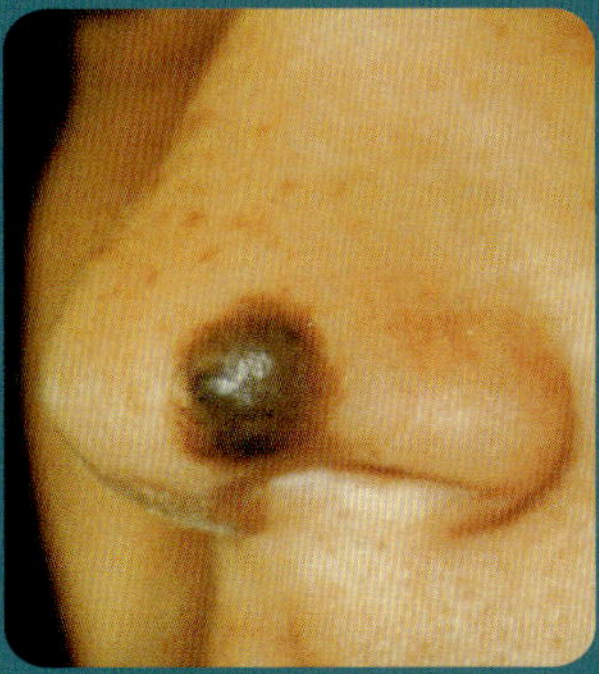

レーザー治療前

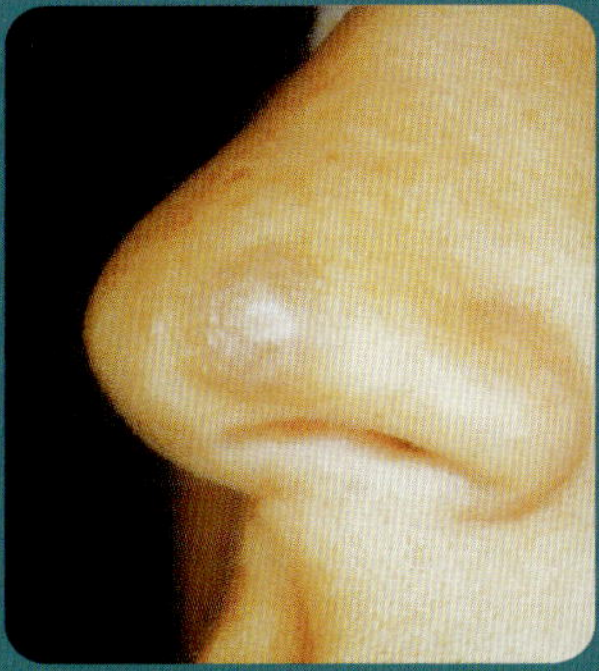

レーザー治療後

【症例38】
目の下のクマ

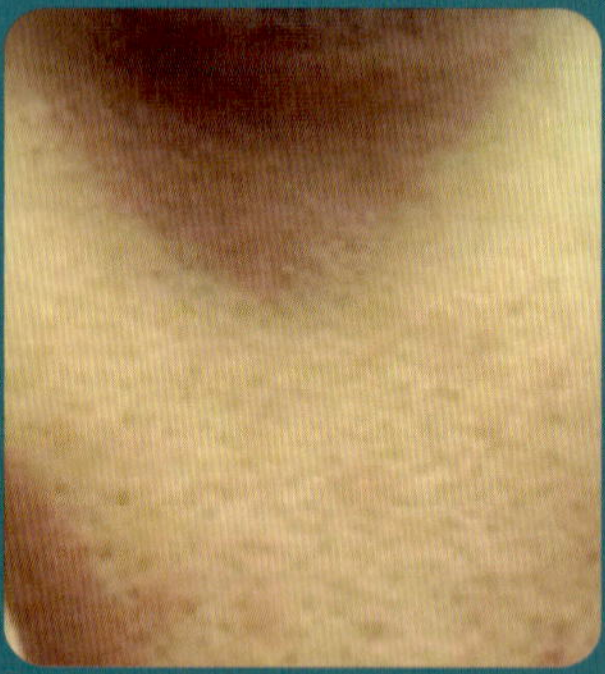

レーザー治療前

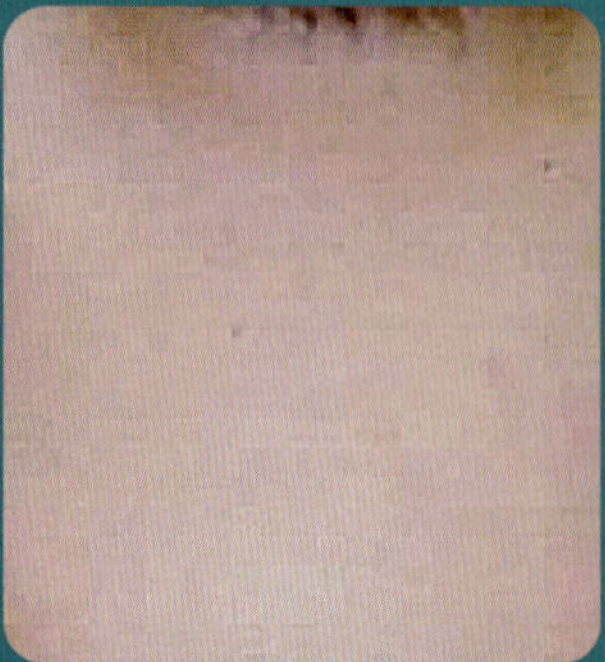

レーザー治療後

【症例37】
目の下のクマ

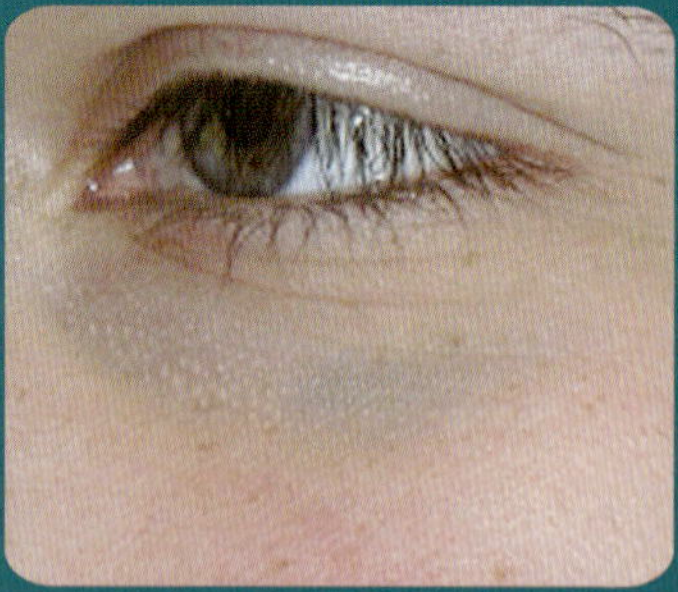

レーザー治療前

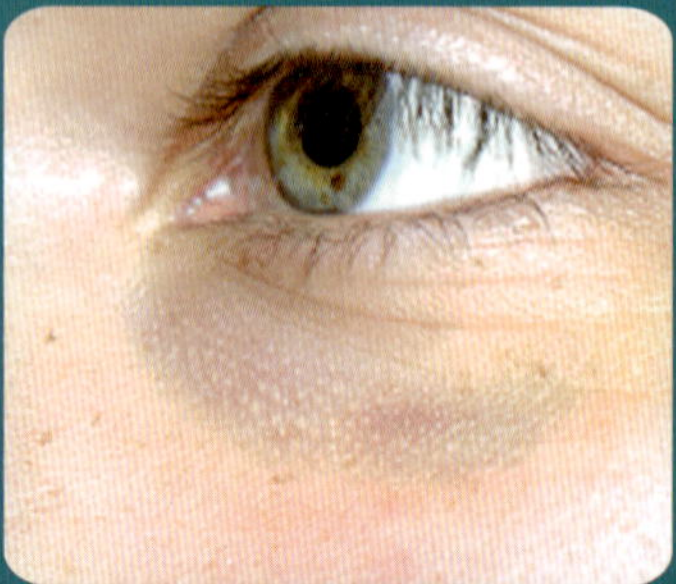

レーザー治療後

【症例39】イレズミ

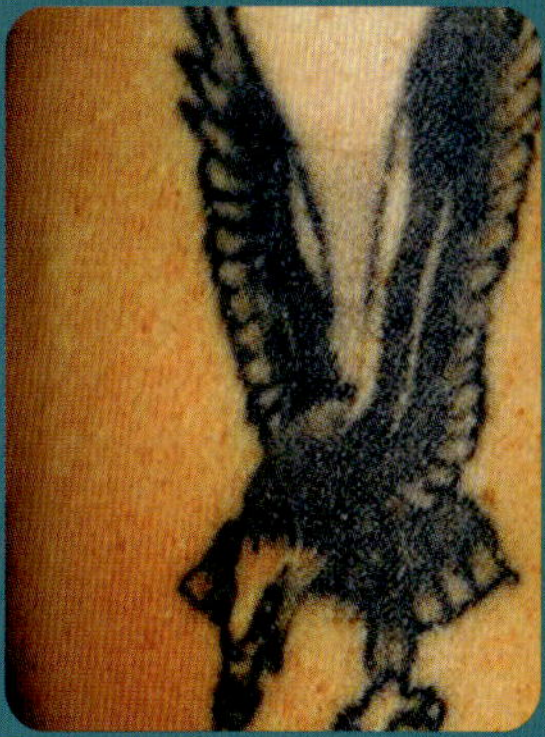

レーザー治療前

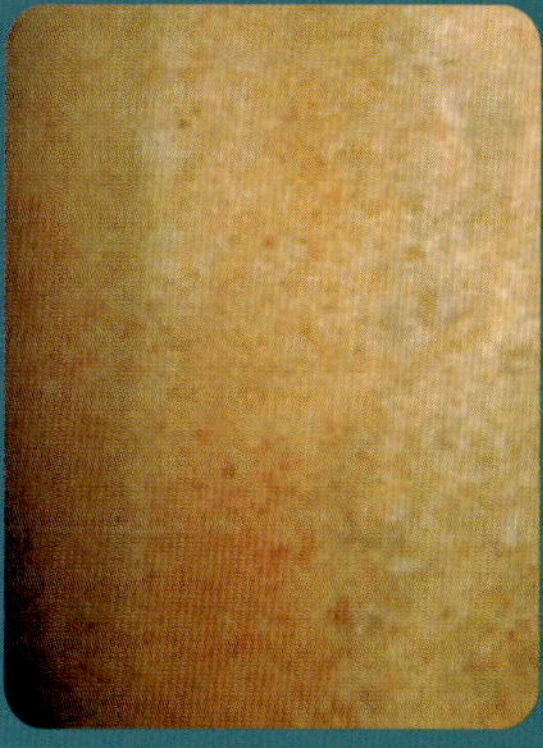

レーザー治療後

【症例40】イレズミ

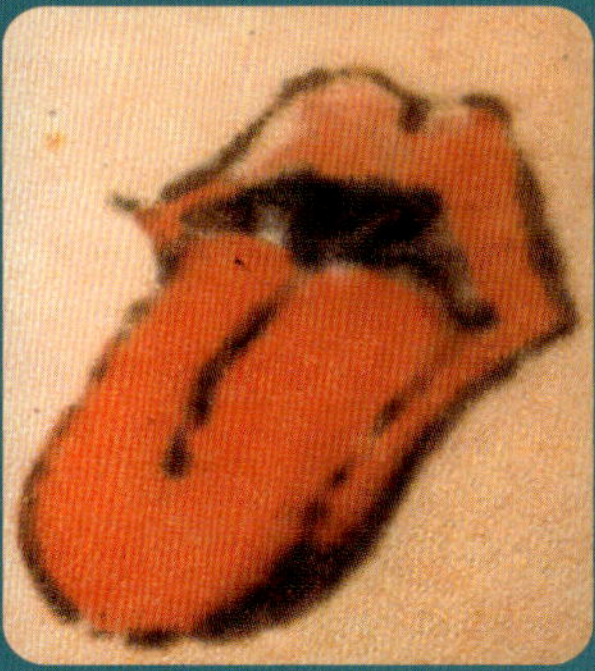

レーザー治療前

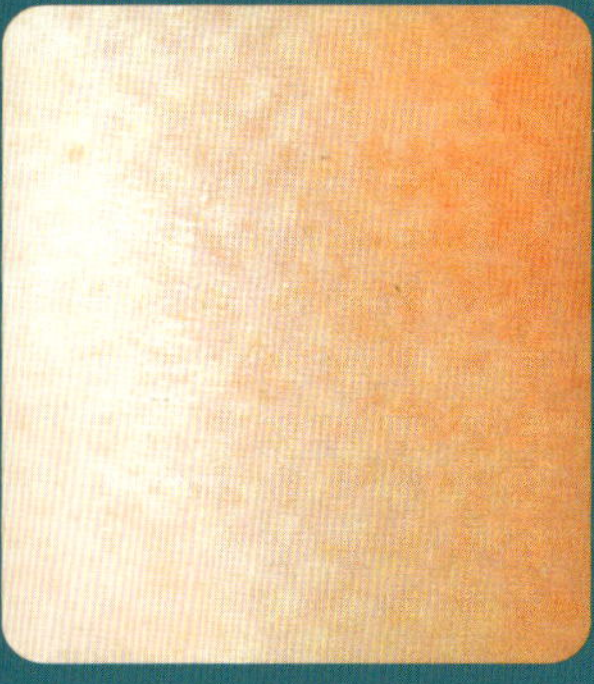

レーザー治療後

【症例41】
顔のキズ跡

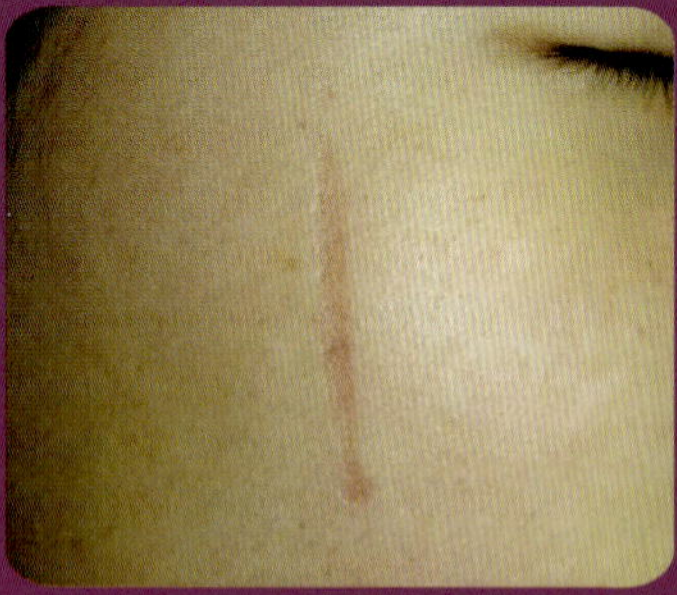

レーザー治療前

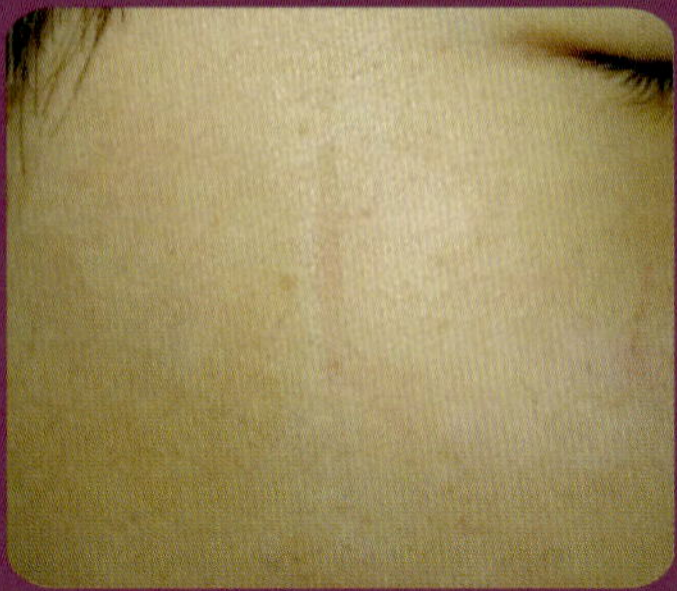

レーザー治療後

【症例42】
ワキの下のキズ跡・黒ずみ

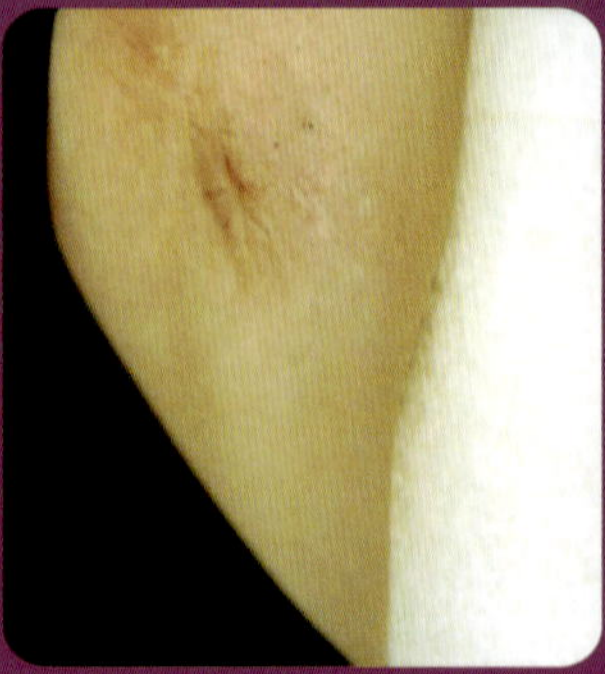

レーザー治療前

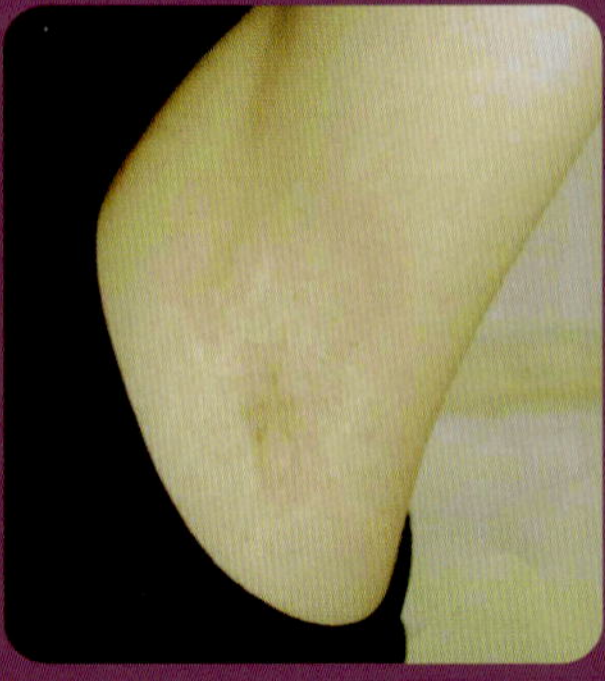

レーザー治療後

【症例43】
顔のキズ跡

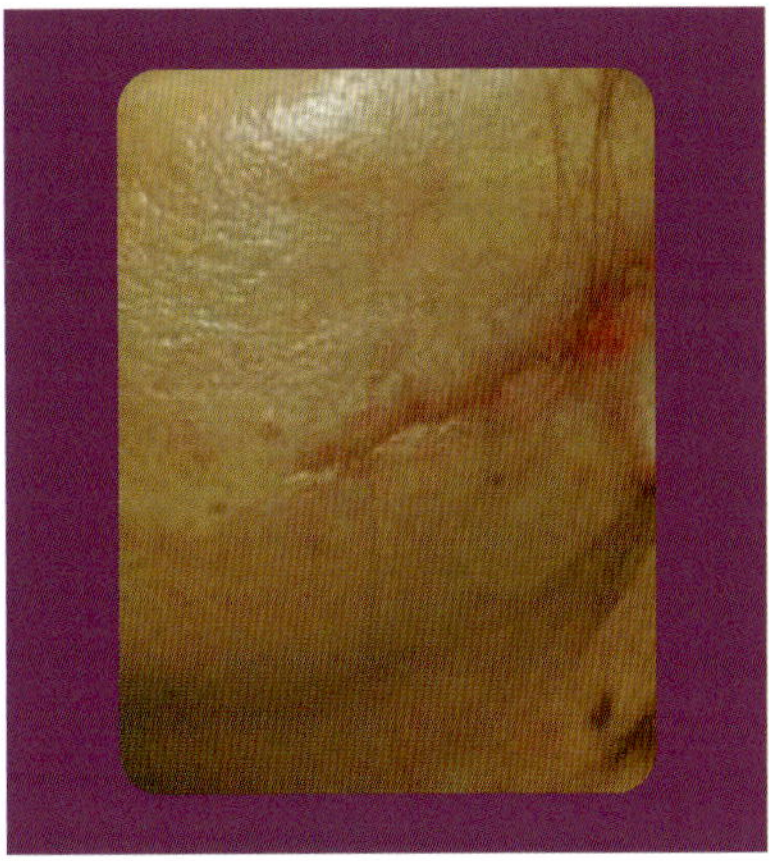

レーザー治療前

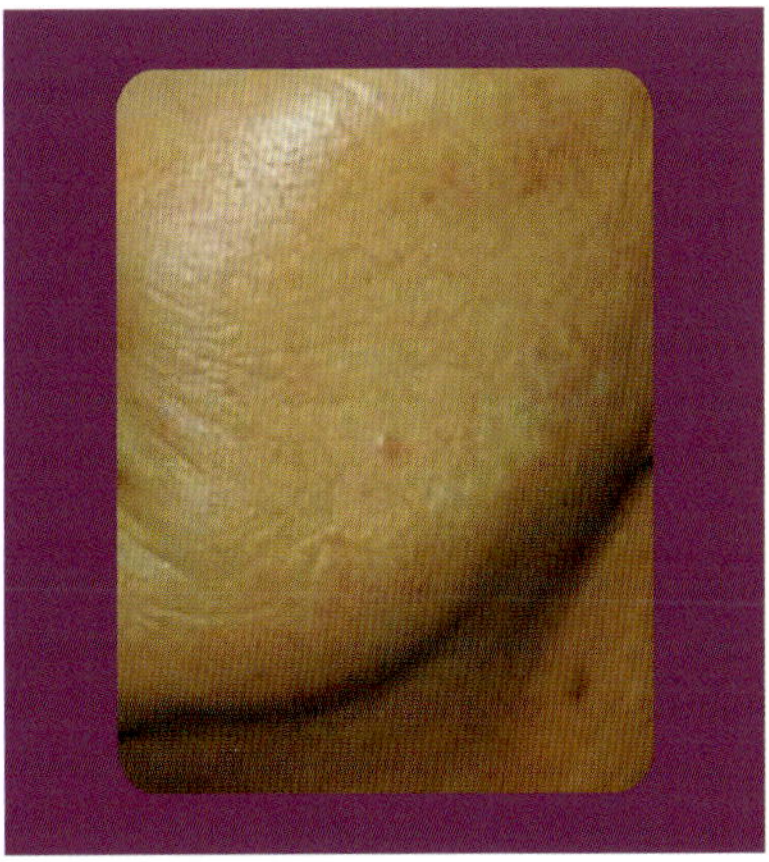

レーザー治療後

【症例44】
足のキズ跡

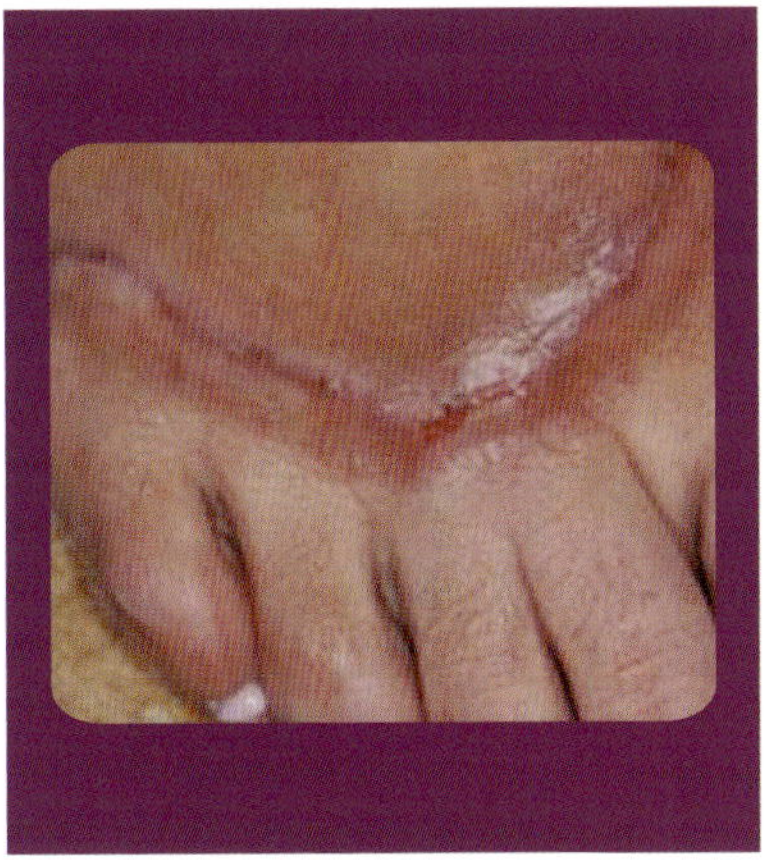

レーザー治療前

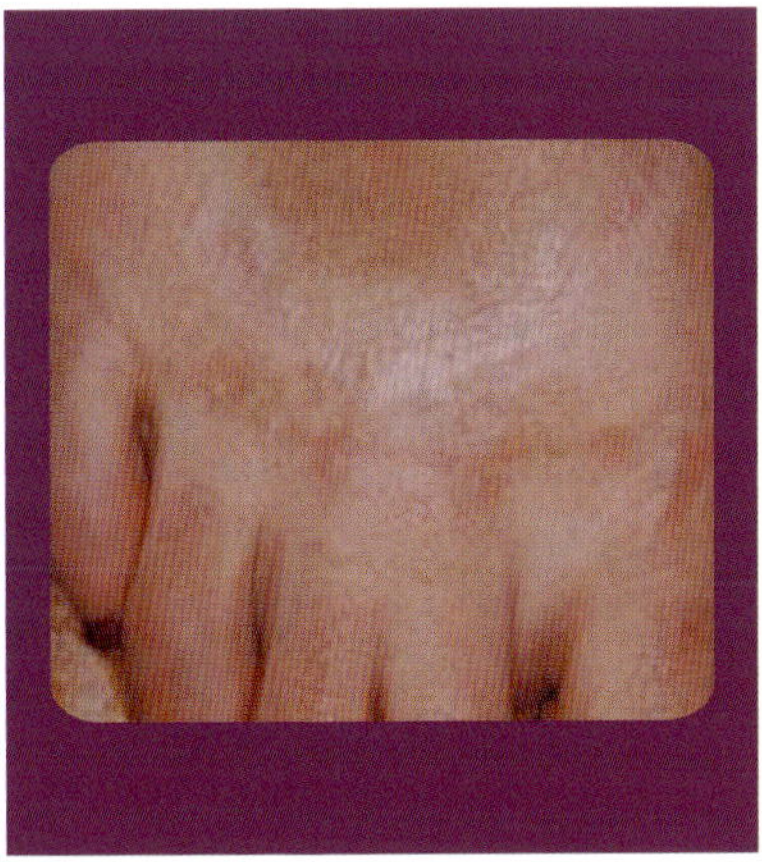

レーザー治療後

【症例45】
額のキズ跡

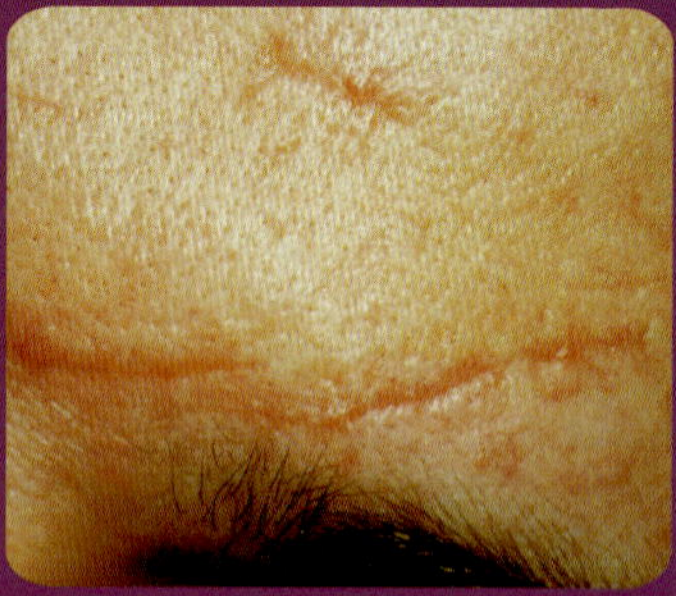

レーザー治療前

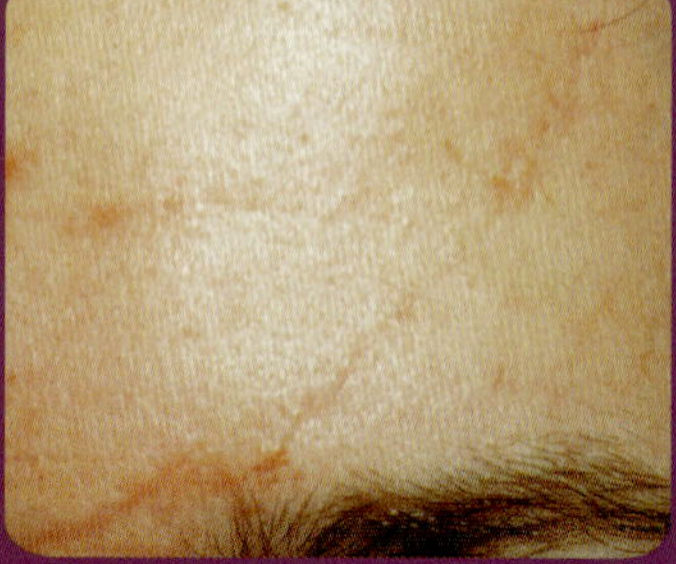

レーザー治療後

【症例46】
ケロイド

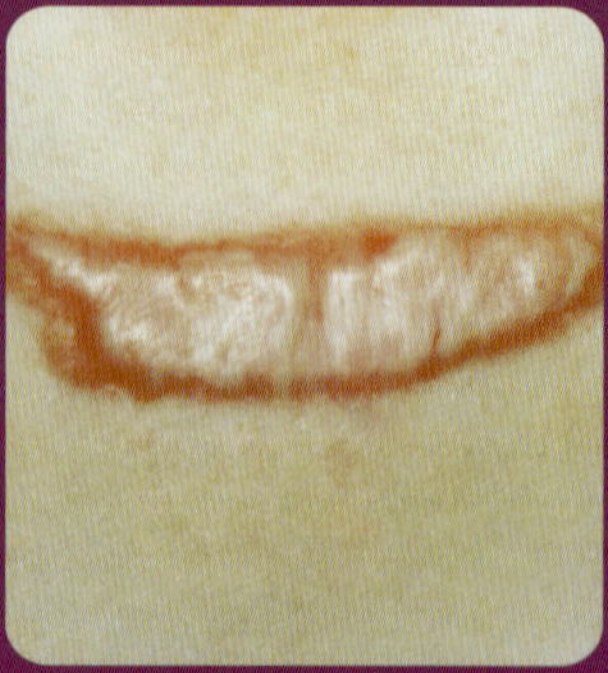

レーザー治療前

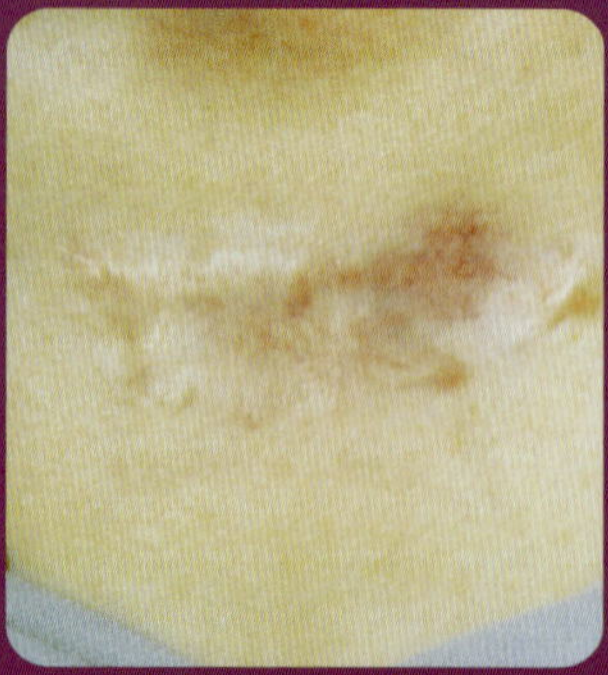

レーザー治療後

【症例48】
足の浮き出た青い血管

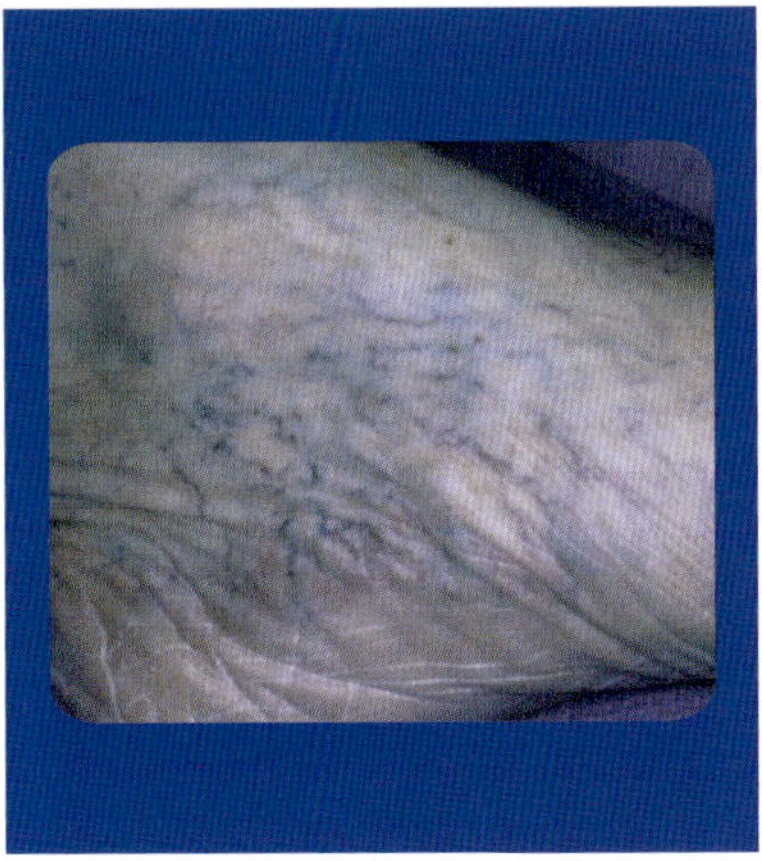

レーザー治療前

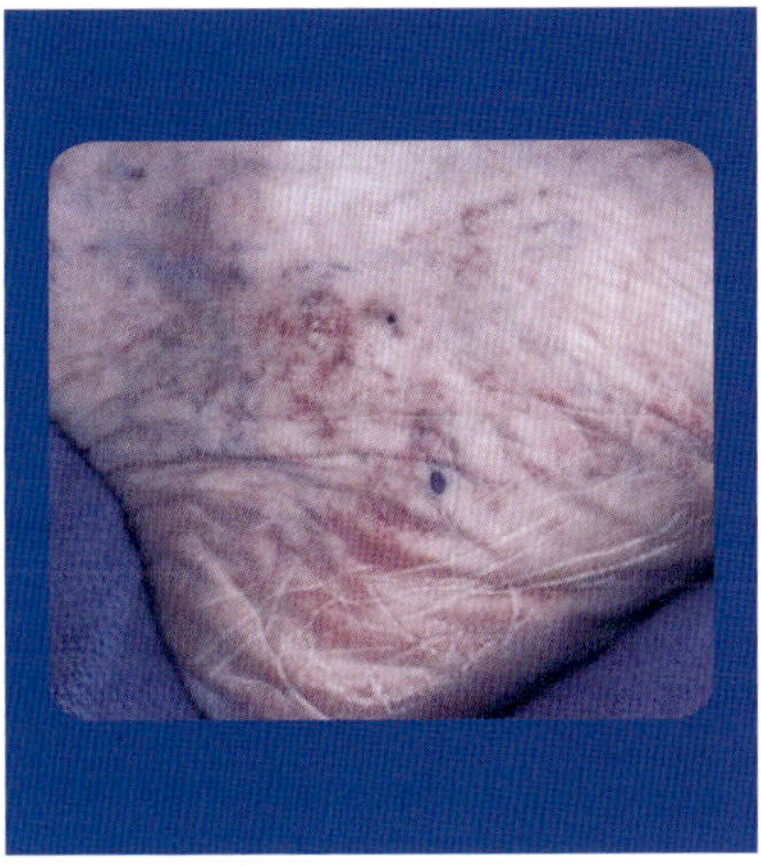

レーザー治療後

【症例47】
顔のやけど跡・キズ跡

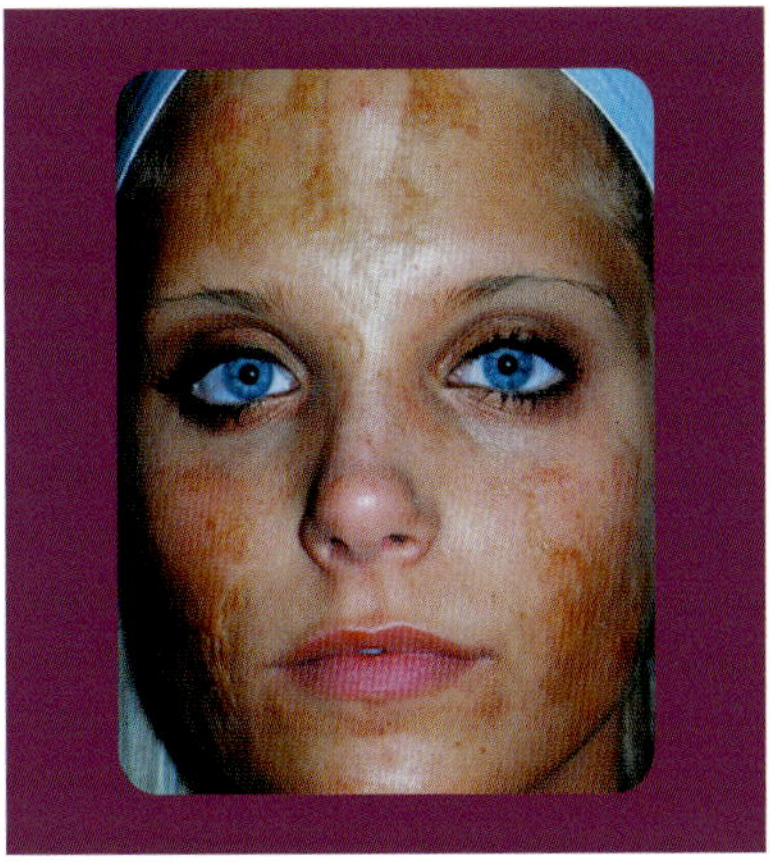

レーザー治療前

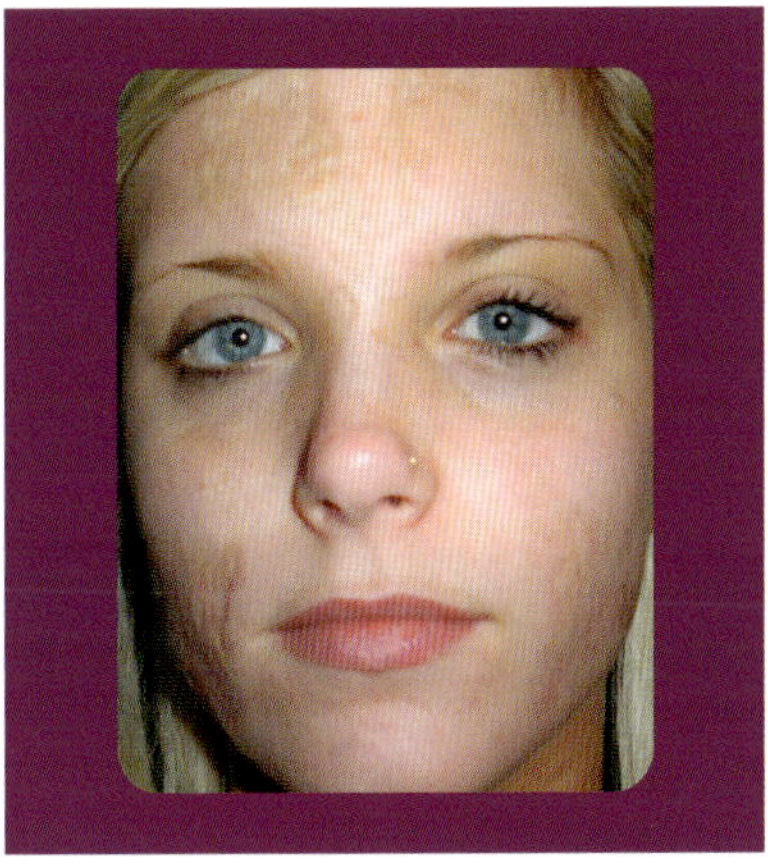

レーザー治療後

【症例49】
妊娠線・お腹のタルミ

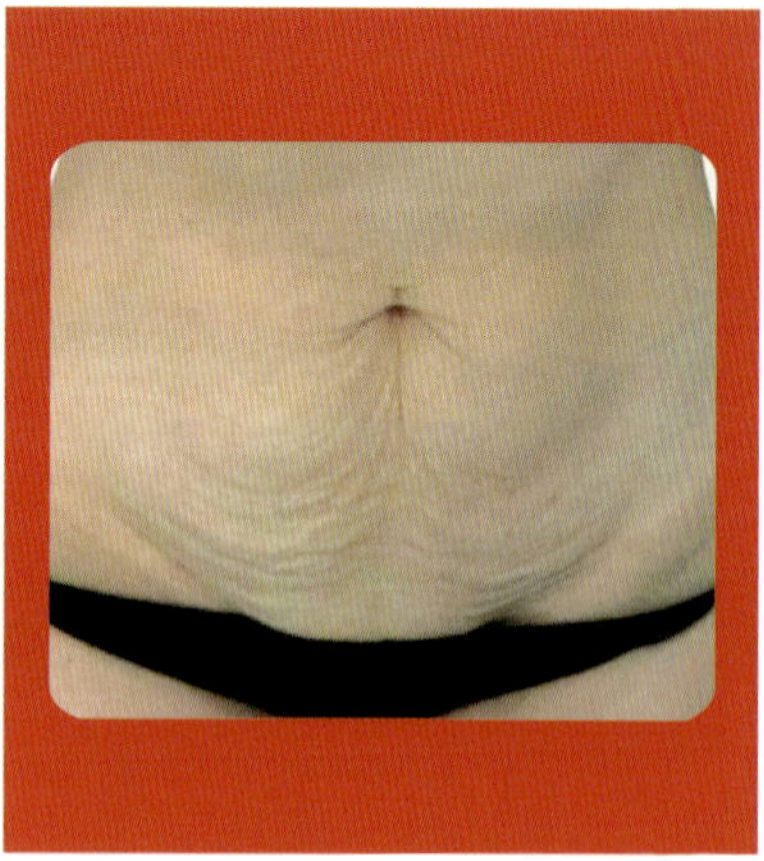

レーザー治療前

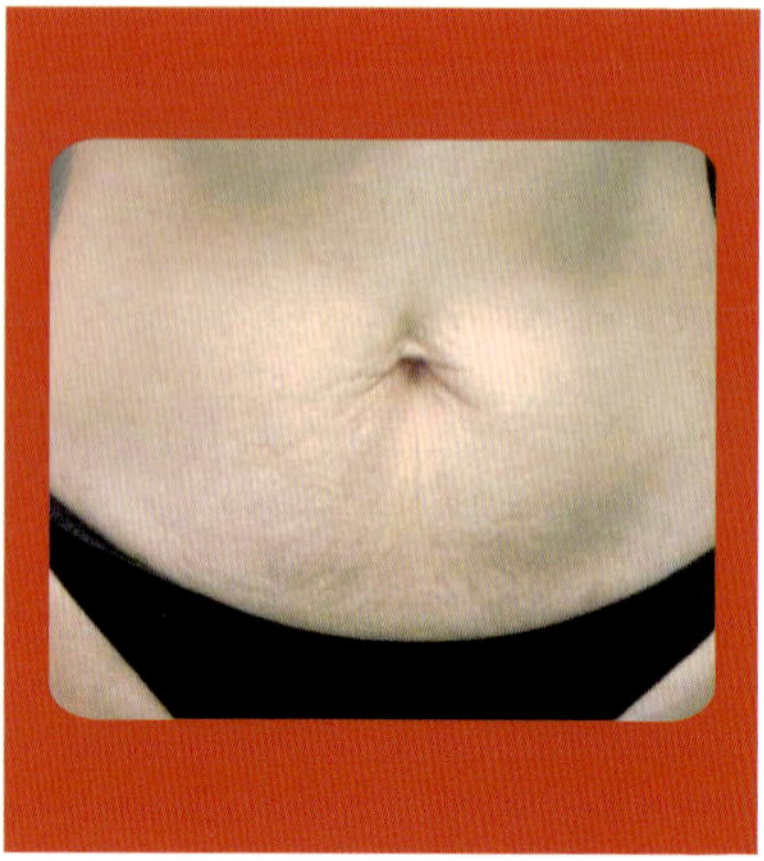

レーザー治療後

【症例50】
妊娠線・肉割れ・お腹のタルミ

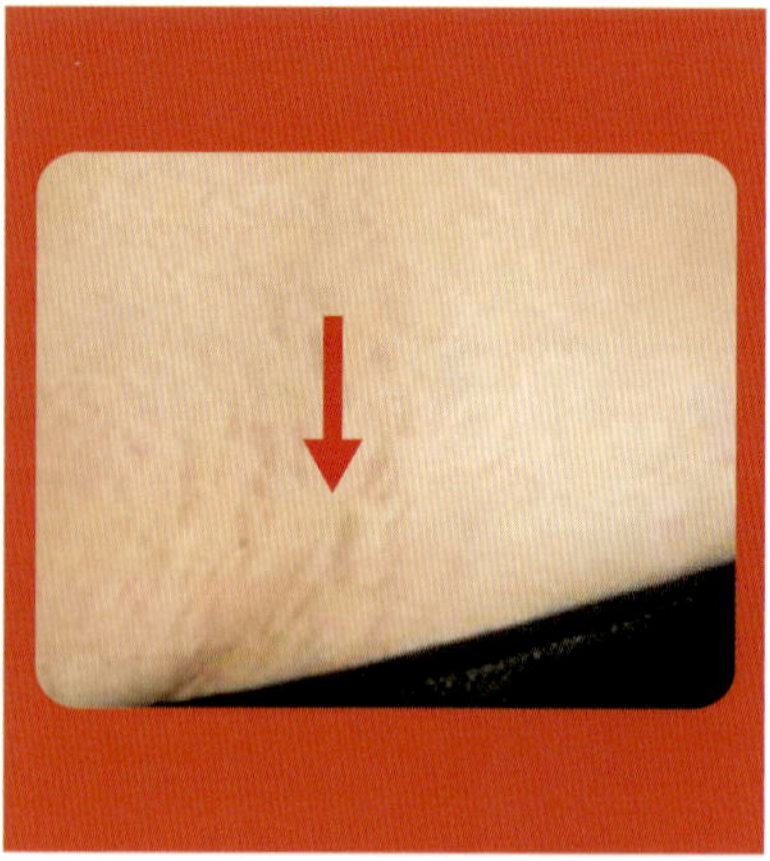

レーザー治療前

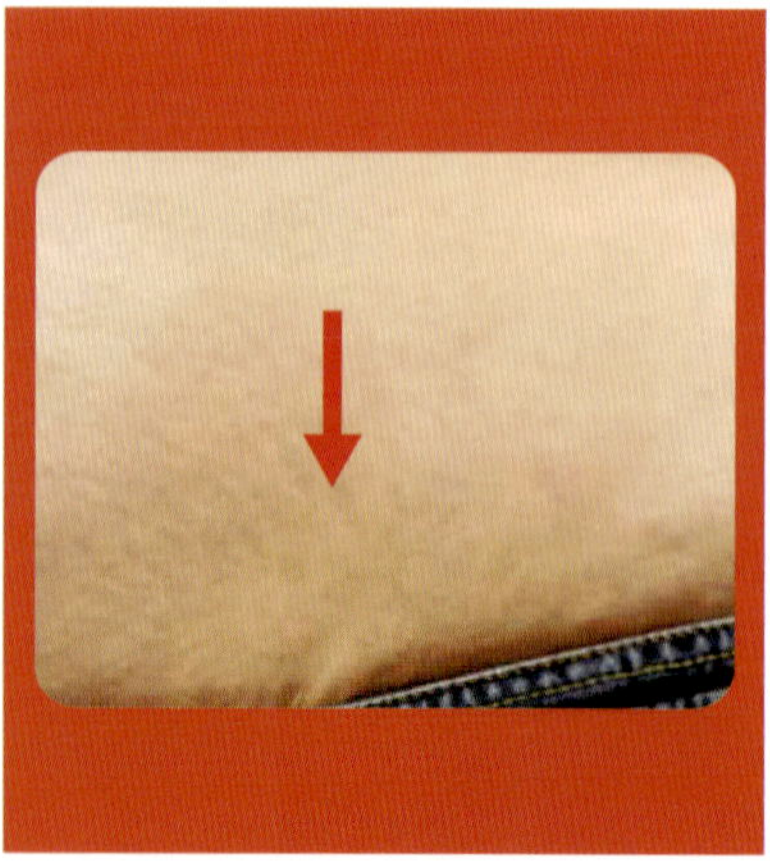

レーザー治療後

【症例52】腹部の白斑

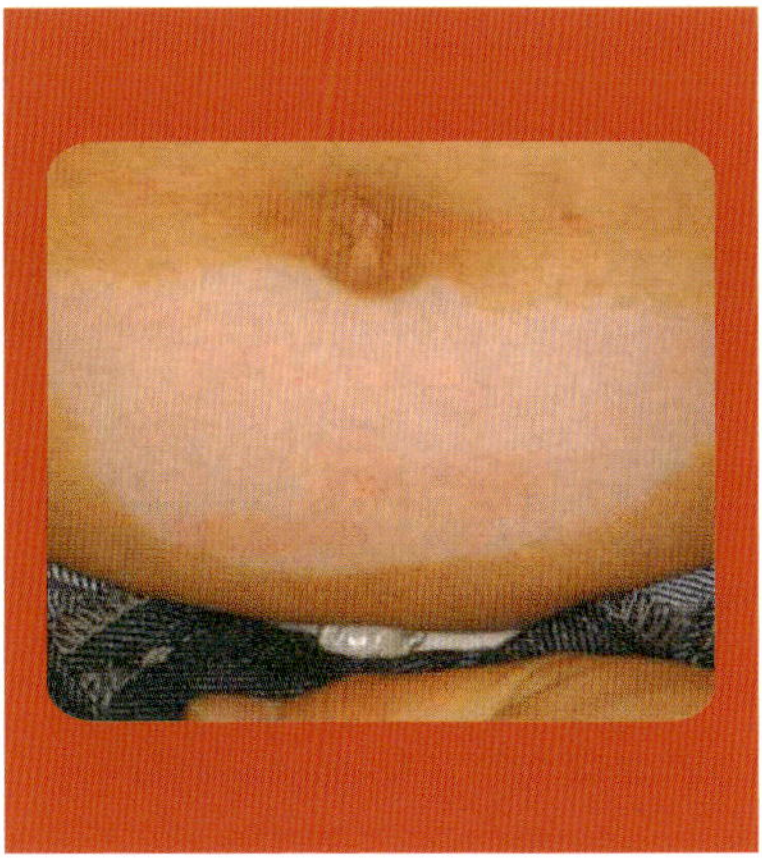

レーザー治療前

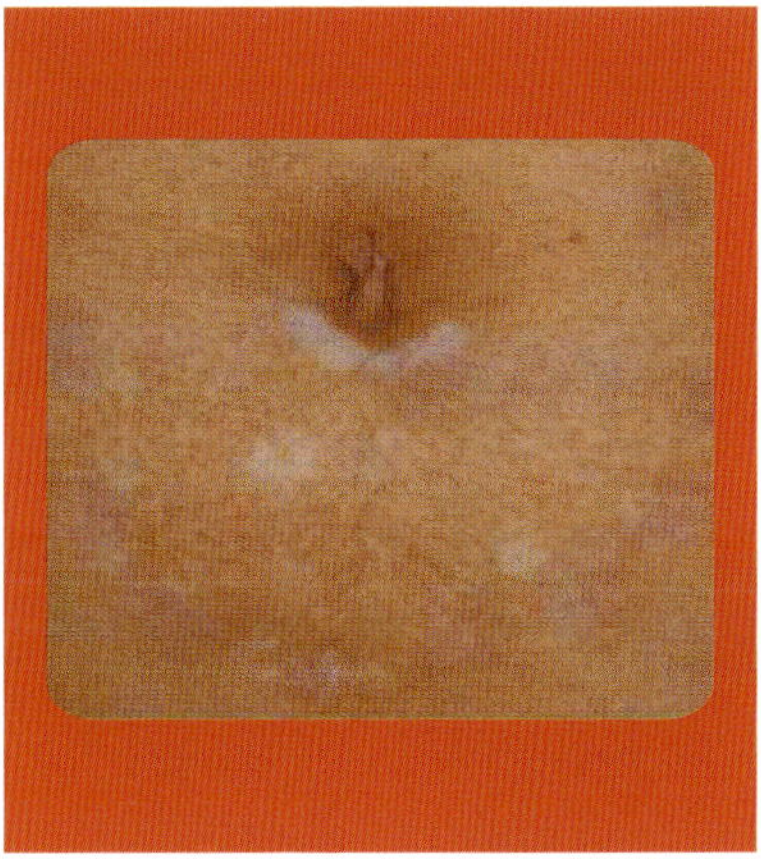

レーザー治療後

【症例51】顔の白斑

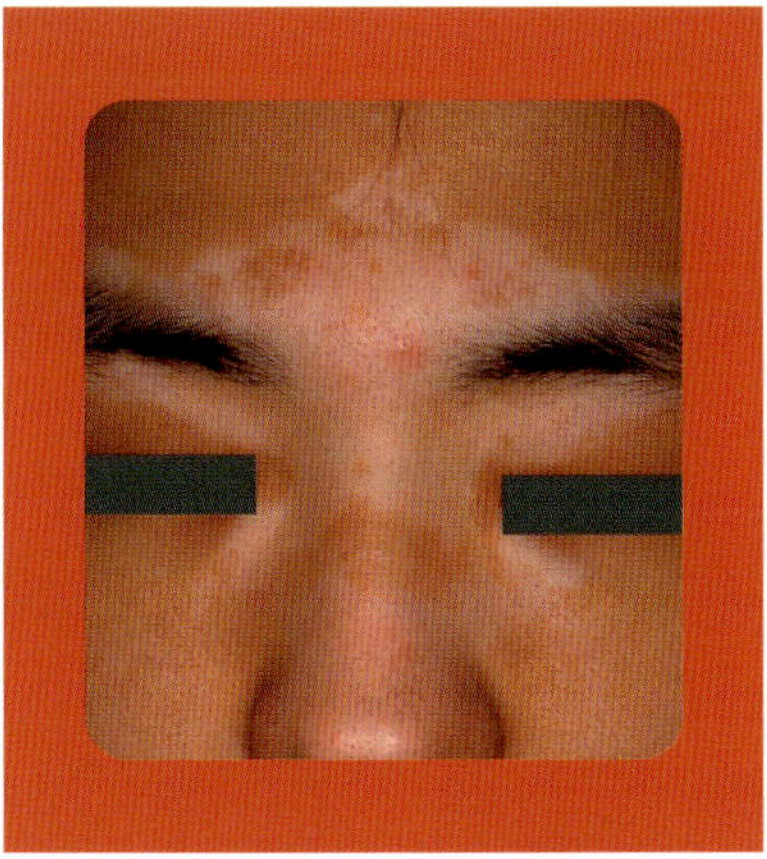

レーザー治療前

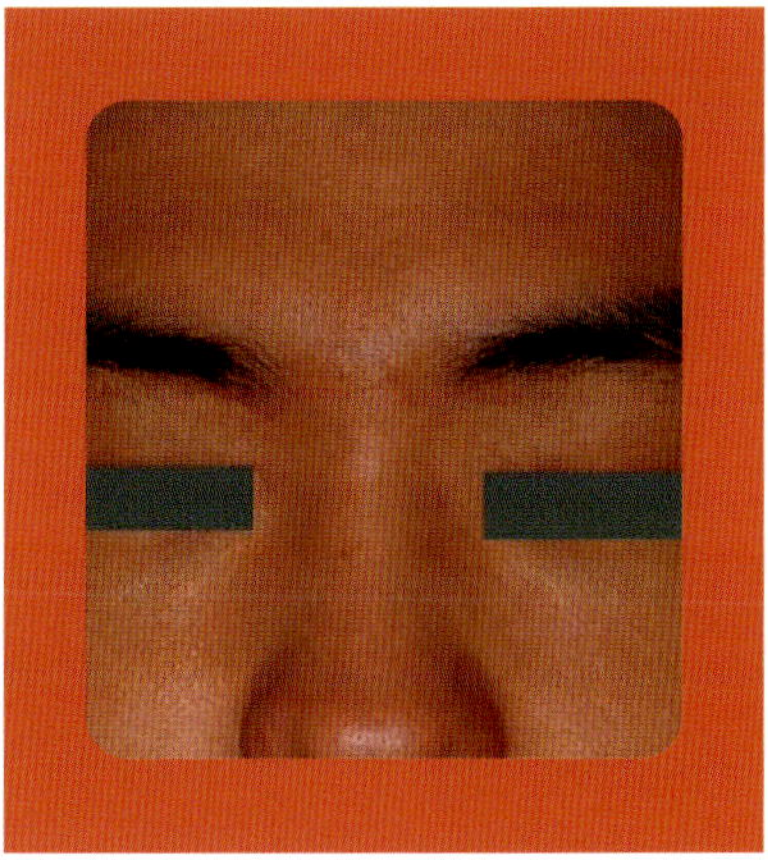

レーザー治療後

【症例53】頭の乾癬

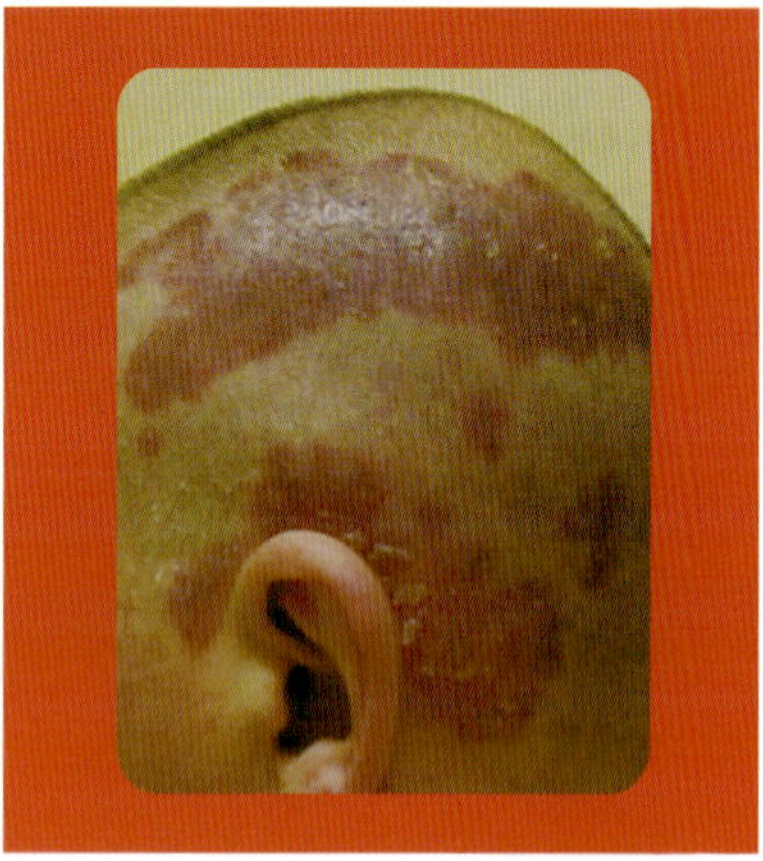

レーザー治療前

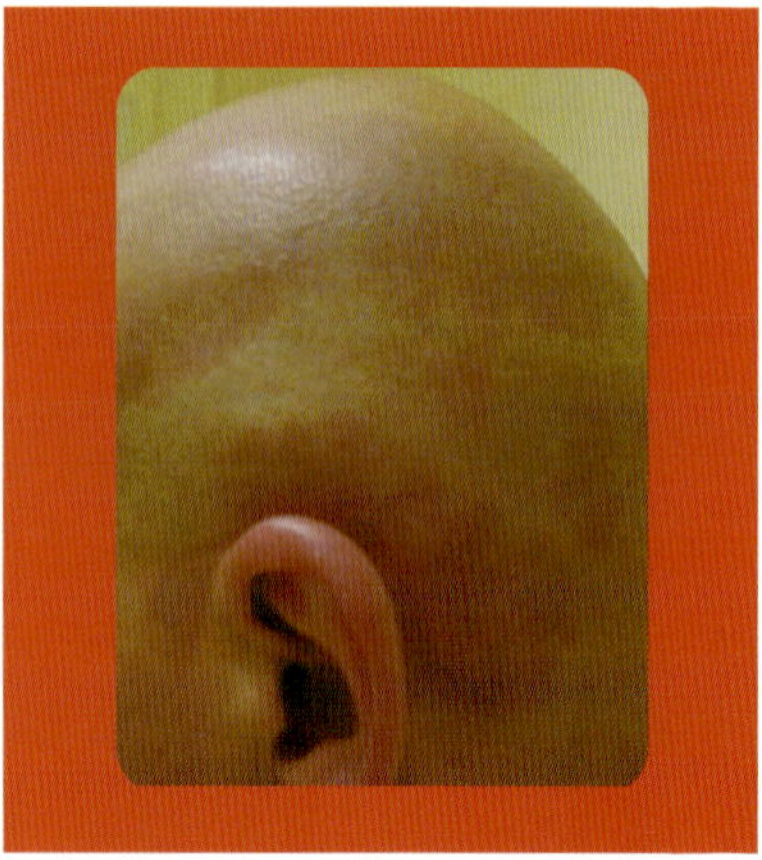

レーザー治療後

【症例54】うなじのアトピー・アレルギー

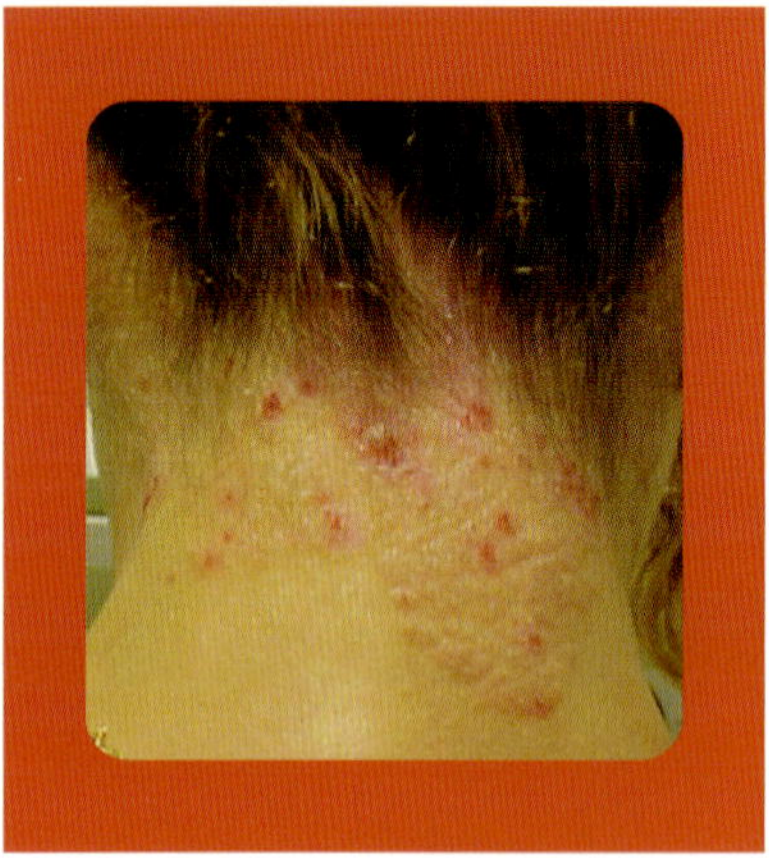

レーザー治療前

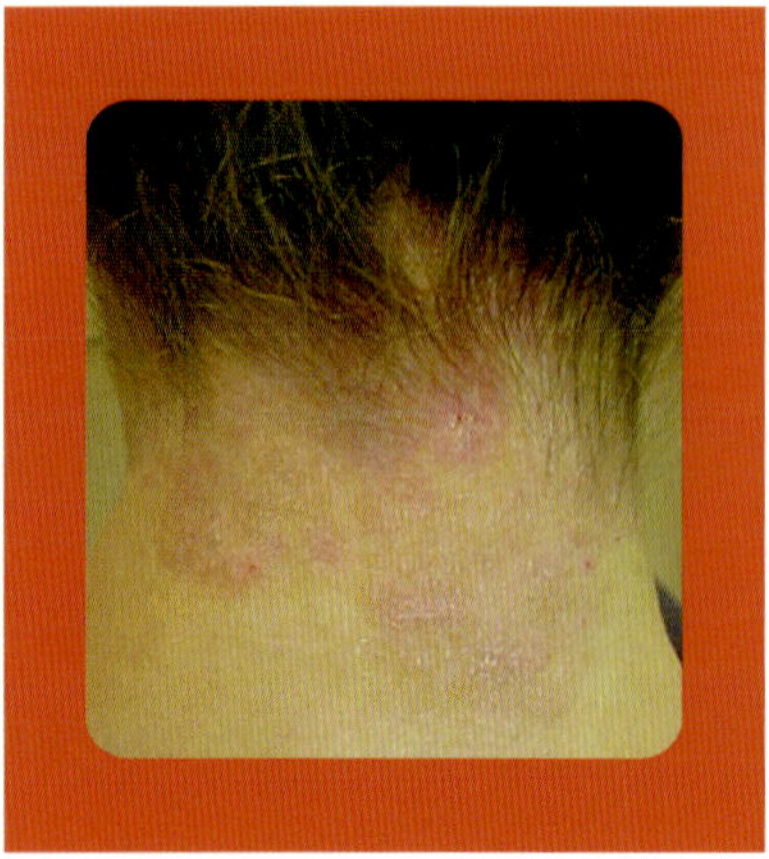

レーザー治療後

【症例56】
ヒゲの脱毛

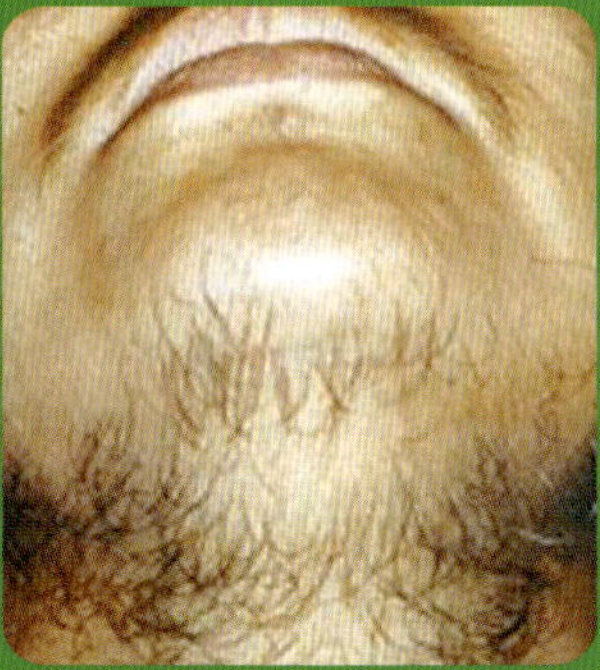

レーザー治療前

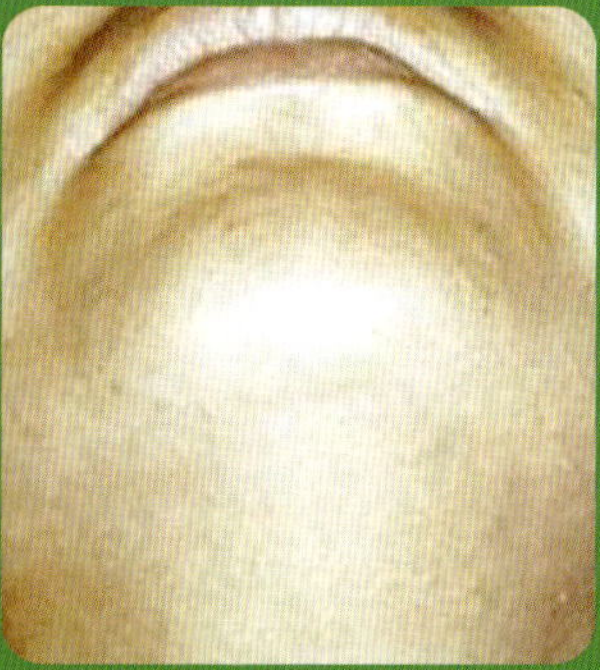

レーザー治療後

【症例55】
ヒザ下の脱毛

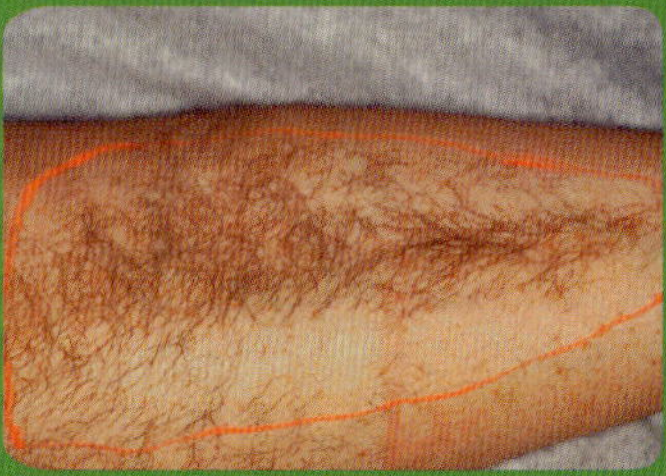

レーザー治療前

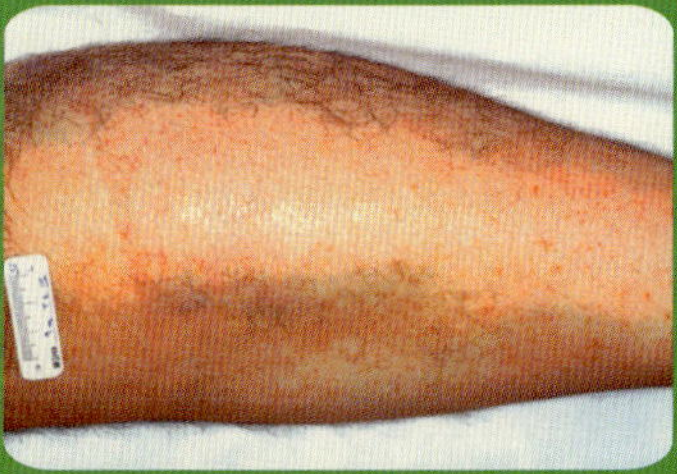

レーザー治療後

【症例58】
切らない豊胸

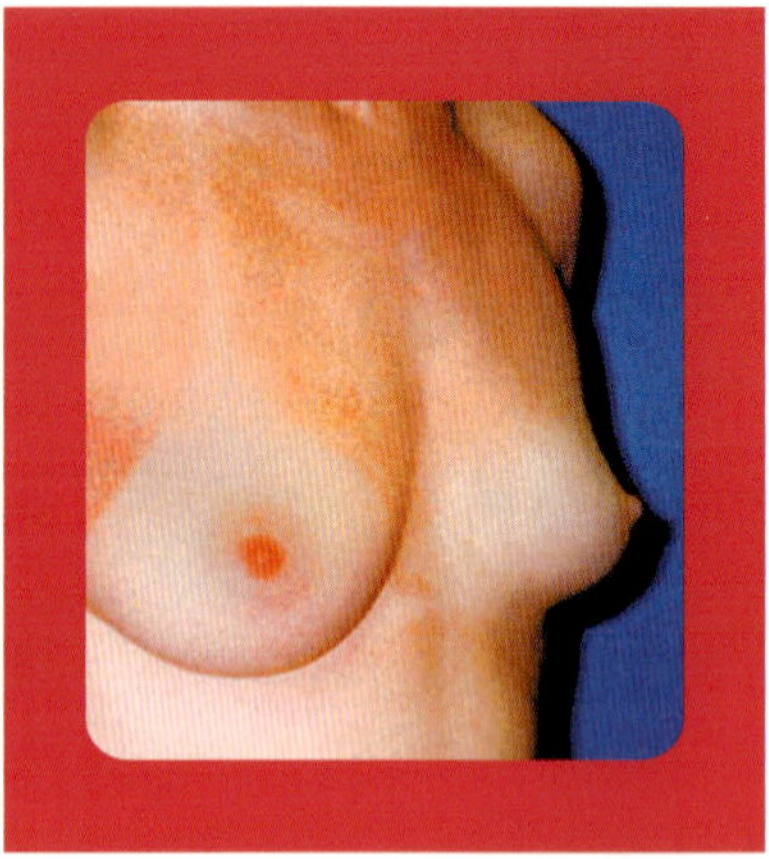

レーザー治療前

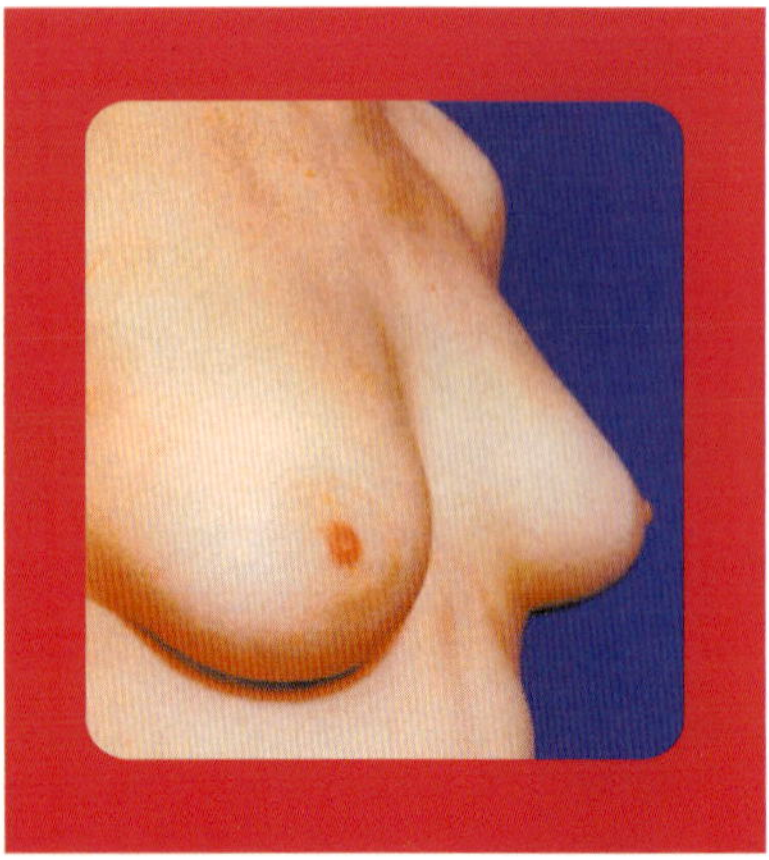

レーザー治療後

【症例57】
切らない脂肪分解＋脂肪溶解レーザー

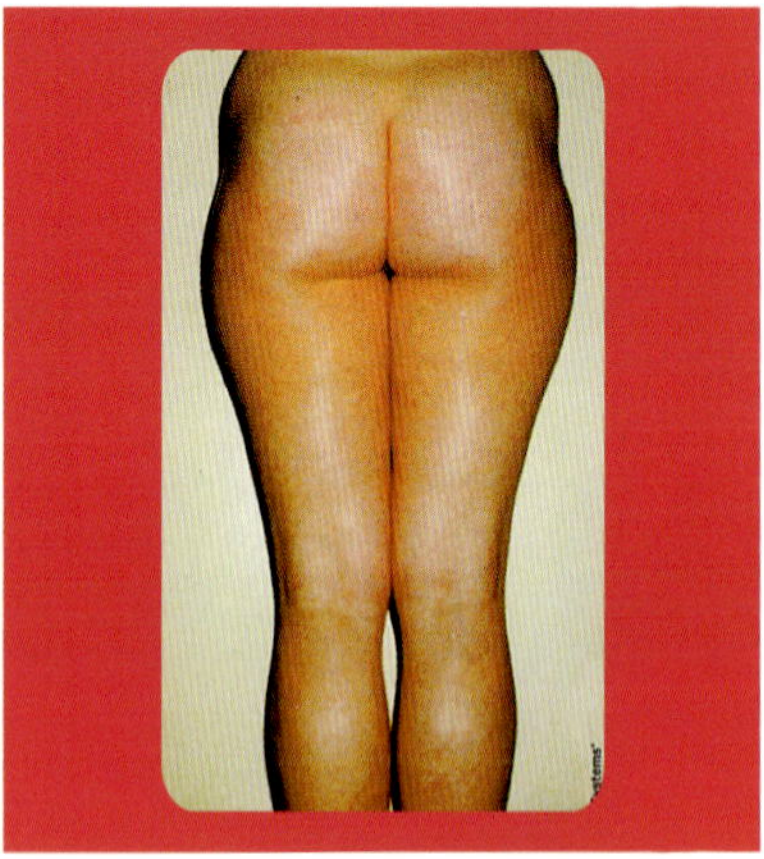

レーザー治療前

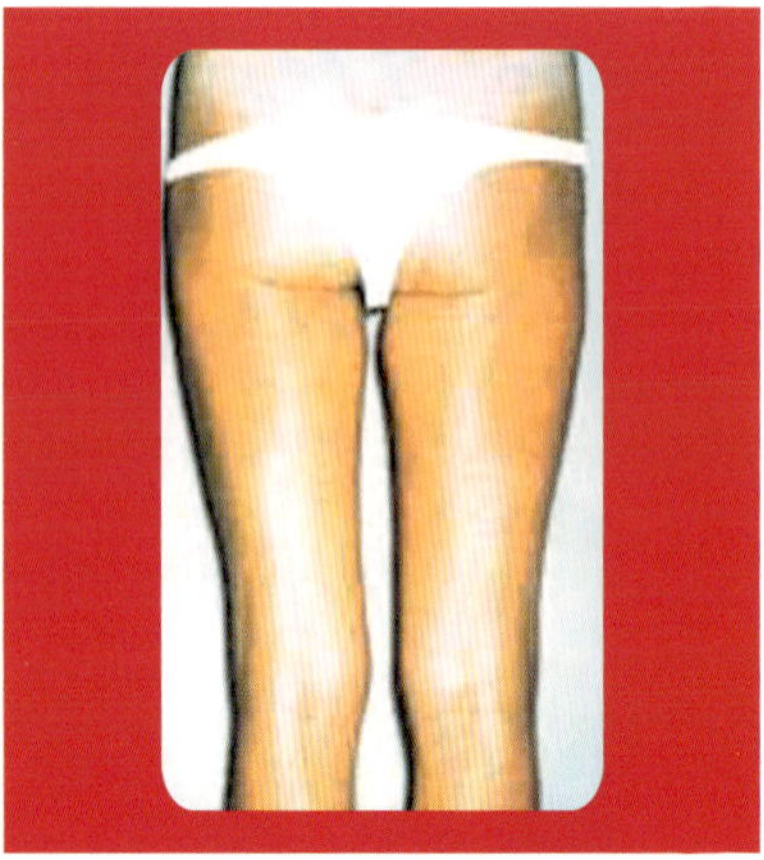

レーザー治療後

新訂版

切らずに治療する！

「シミ・シワ・ニキビ・ニキビ跡・アザ・ホクロ・イボ」

最新治療

はじめに

つい最近まで、美容外科・美容皮膚科といえば、「お金持ちの高齢の女性が、若返りのために通うところ」「ひどい皮膚の損傷を治したり、イレズミやアザ、火傷などをきれいにするところ」という認識が広く世間にはありました。

ところが現在では、美容外科・美容皮膚科はエステやマッサージを受けるのと同じように、私たちの日常生活に深く浸透してきています。

それは老若男女を問わず、〝ずっと美しくいたい〟という願望を隠さなくなってきたことに加えて、最新のレーザー治療によって「切らずに」「短期間で」「無痛の」治療が可能になったのも大きな理由といえるでしょう。

美容外科・美容皮膚科における技術革新は目覚ましいものがあり、数年前はレーザーによる治療が画期的なものと大きな注目を浴びました。そして、最近ではレーザー機器も美容外科・美容皮膚科の分野で普及し、珍しいものではなくなってきました。

しかし、なかにはレーザーに関しての深い専門知識を有さない医師や、医師資格を持たない医療機関以外の施術者が、安易にレーザー治療を行っているケースも少なくありません。

わたしはこれまで、美容外科・美容皮膚科の専門医としてレーザー治療を含む最新の治療に取り組んできました。そうした経験を踏まえて、皮膚の老化やトラブル、医療レーザー脱毛、ダイエットなどについても、〝どのような症状に、どういった治療法があるのか〟を本書で説明しています。

また、自分が気になっている症状はどのような病気や体質によるものなのか、それはなぜ起こるのかといったことや、それにはどのような治療法が一番良いのかということがご理解いただけるよう書いたつもりです。

それぞれの症状や治療法についてコンパクトにまとめていますが、皆さんの身長や体重、皮膚の色や肌質が一人ひとり異なっているように、同じシワでも人によって微妙に治療法が異なります。

その微妙な違いについては、診察室でお話しすることになりますが、そのときにも、この本をあらかじめ読んでおいていただければ、説明がよりわかりやすいものになるでしょう。

あなたの美しさや若さのために、最新の治療が役立つことを心より願っています。

レーザークリニック
精美スキンケアクリニック院長
山本博意

目次

第4章 タルミも「切らずに治る！」若々しい表情にするためには

第1章

「切らずに治る！」最新の美容外科・美容皮膚科にようこそ

■誰もが気軽に治療を受けられるようになった理由とは

かつての美容外科・美容皮膚科の治療は、入院や長期の安静が必要だった切開手術が中心でした。そのため、痛みがあったり、長期にわたって仕事を休んだり、手術の傷跡が現れるなどのデメリットが存在していたのです。

ところが、最近では日常生活に支障をきたさない日帰り治療を選択することができるようになりました。また、手術によって容姿や容貌が激変することもなく、スムーズに快方に向かう治療が確立しています。

これはレーザーによる治療が主流となってきたためで、「切らずに治る！」ということが、広く一般に知られてきたことによるものでしょう。

さらに、十年ほど前は、十代や二十代の方が美容外科を訪れるときには人目を避けていらっしゃるケースが多かったのですが、最近では友人や家族の紹介でいらっしゃる割合が増えてきました。

学校や職場で、美容外科・美容皮膚科の治療法についての話題が日常的に交わされるようになり、一般の方々と美容外科・美容皮膚科の距離が、ずいぶん縮まってきたように思われます。

若い方だけでなく、最近では年配の方も来院されるようになりました。それも、友人のご紹介で訪れる割合が増えてきているのです。

あるご婦人は、以前はエステティック・サロンの会員だったのですが、この方は美肌レーザー

治療の後で、

「これなら、エステと同じね」

と、おっしゃっていました。

もちろん、美肌レーザーやシワ・タルミ取りレーザー、美白レーザーの場合も、医療行為として若返り治療を行っていますので、医学的に裏づけがある効果や肌質、体質の診断などは、エステと異なっています。

しかし、治療に伴う負担はエステとさほど変わらない、という意味のことをおっしゃるのです。新しい「切らずに治る！」治療方法の登場という、治療をする側の変化だけではありません。治療を受ける方の意識にも変化が出てきているのです。

意識の変化のなかでも大きいのは、「若返り治療」や美しくなるための努力に、女性側からも男性側からも支持が得られるようになったことです。現代のファッションリーダーである、山田優さんや黒木瞳さんたちは、自分が美しくなるためのケアや努力を隠そうとしていないばかりか、ケアや努力のことを自ら語ってもいます。

一般の方でも、努力をしないで皮膚にトラブルを起こしたり、老いに身を任せるよりも、美しさを追求していくために、きちんとした対策を取るという行動は当たり前のものになりつつあります。気軽に美容外科・美容皮膚科を訪れる方が増加している背景には、このような意識の変化があるのです。

■身体への負担は、最小限に抑えることが可能

「切らずに治る！」治療の一番のメリットは、治療を受ける方の身体のダメージを最小限に抑えることが可能になったという点です。

具体的には、

①術前の麻酔がいらない、または最小限で済む（麻酔なしで行える治療も増えてきています）

②術中・術後の痛みも非常に小さくなっている（ほとんど無痛といってよい治療も増えてきています）

③術後にガーゼをあてたり、包帯を巻く必要がなく、安静期間も非常に短くなっている（当日から仕事に復帰することができる治療もあります）

といったことです。

身体へのダメージが少ないということは、治療におけるリスクが小さくなっているということでもあります。

医療レーザーで治療を行うと、以前ならシワがとれるというメリットの一方で、痛みが強かったり、術後に色素沈着やはん痕が残るというデメリットがありました。一方、新しく開発されたレーザーでは、こうしたデメリットが大部分軽減されてきており、ほとんどリスクがないものまで開発されているのです。

わたしたちのクリニックでは、大学病院でもほとんど導入されていない最新の医療レーザー

レーザー治療のメカニズム

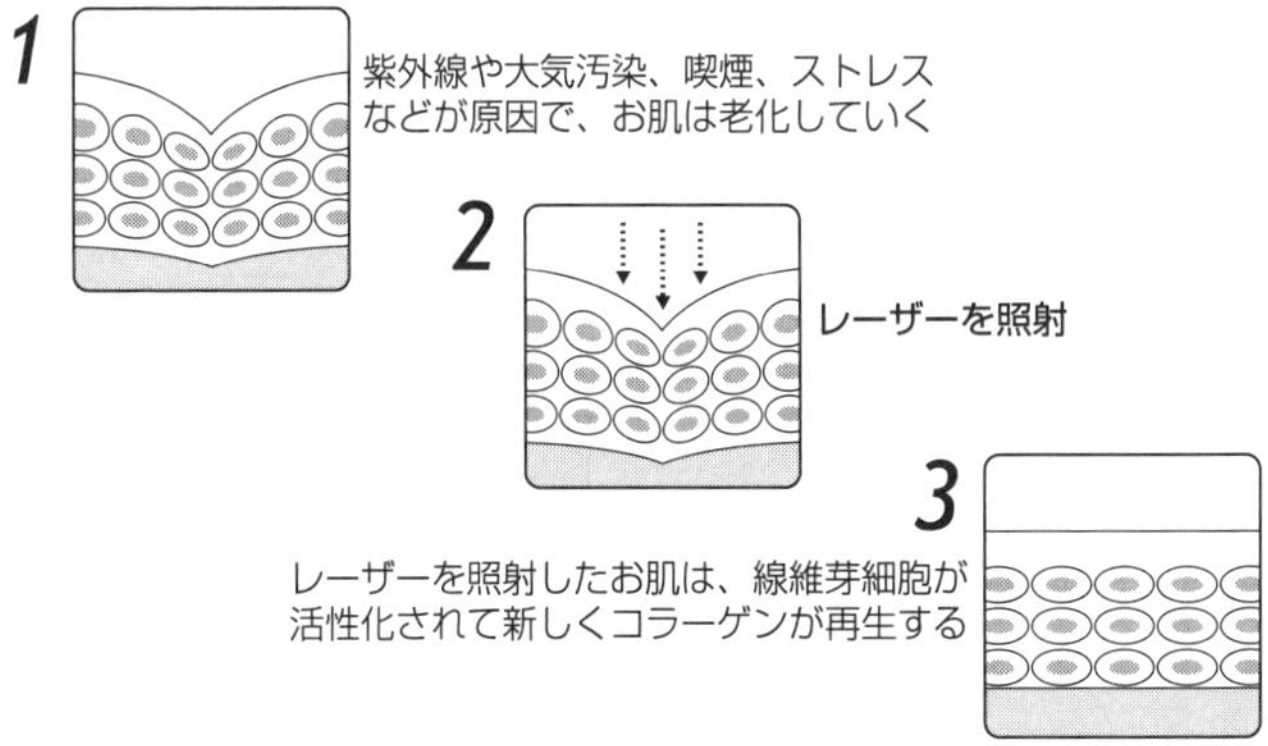

レーザーは真皮の中にある線維芽細胞を活性化させて、新たなコラーゲン生成を促します。さらに、持続的にコラーゲン再生を促進するため、高いシワ取り効果が得られます。

が何台もありますが、これも、より身体への負担が小さい治療法を追求してのことなのです。

■日常生活への支障もほとんどない治療

また、わたしたちのクリニックでは、現在行っているすべての治療を日帰りで受けることができます。そのなかでもかなり多くの治療で、治療の当日や翌日から仕事や学校、家事などに復帰できるのです。

美容外科には、アゴ切りと呼ばれるアゴの骨を削る手術がありますが、こうした手術を受けると、一カ月近くの入院が必要になる場合があります。当然のことながら、こうした手術を受けようと思えば、仕事や学校、家事などを長期間休まなくてはなりません。

緊急を要する治療なら、「仕方ない」と周囲の理解も得られるでしょうが、若返り治療のシワ取りやニキビ治療などでは、こうした長期の入院治療は周囲の理解を得られにくいだけでなく、本人の負担も大き過ぎるでしょう。

そのため、わたしたちのクリニックでは、日常生活に支障をきたすことがない、日帰り治療が中心になっているのです。

■症状の改善だけでなく、心理的なケアにもなる治療

ガンなど、完治させることが難しい疾患では、メンタル・ケアが治療効果を大きく左右するケースがあります。例えば、「もう治らないから、いいや」と思う患者さまと、「治らないかも知れないけれど、何とかして頑張って治る可能性にかけよう」と考える患者さまでは、治療効果に差が出てくることが多いように思われます。

一般的に、「病は気から」という言葉に表されているように、心の持ち方一つで、体調に変化が現れることもあるのです。

美容外科・美容皮膚科の場合でも、これに似たことがあります。

顔が真っ赤になるほどの炎症性のニキビができていた方が、ニキビ・アクネスレーザーと赤アザ・赤ら顔・血管収縮レーザーの治療を行ってニキビと赤みがおさまってくると、同時並行していた医療ダイエットの効果がみるみる現れてきました。

診療でこのことをたずねてみると、彼女は、

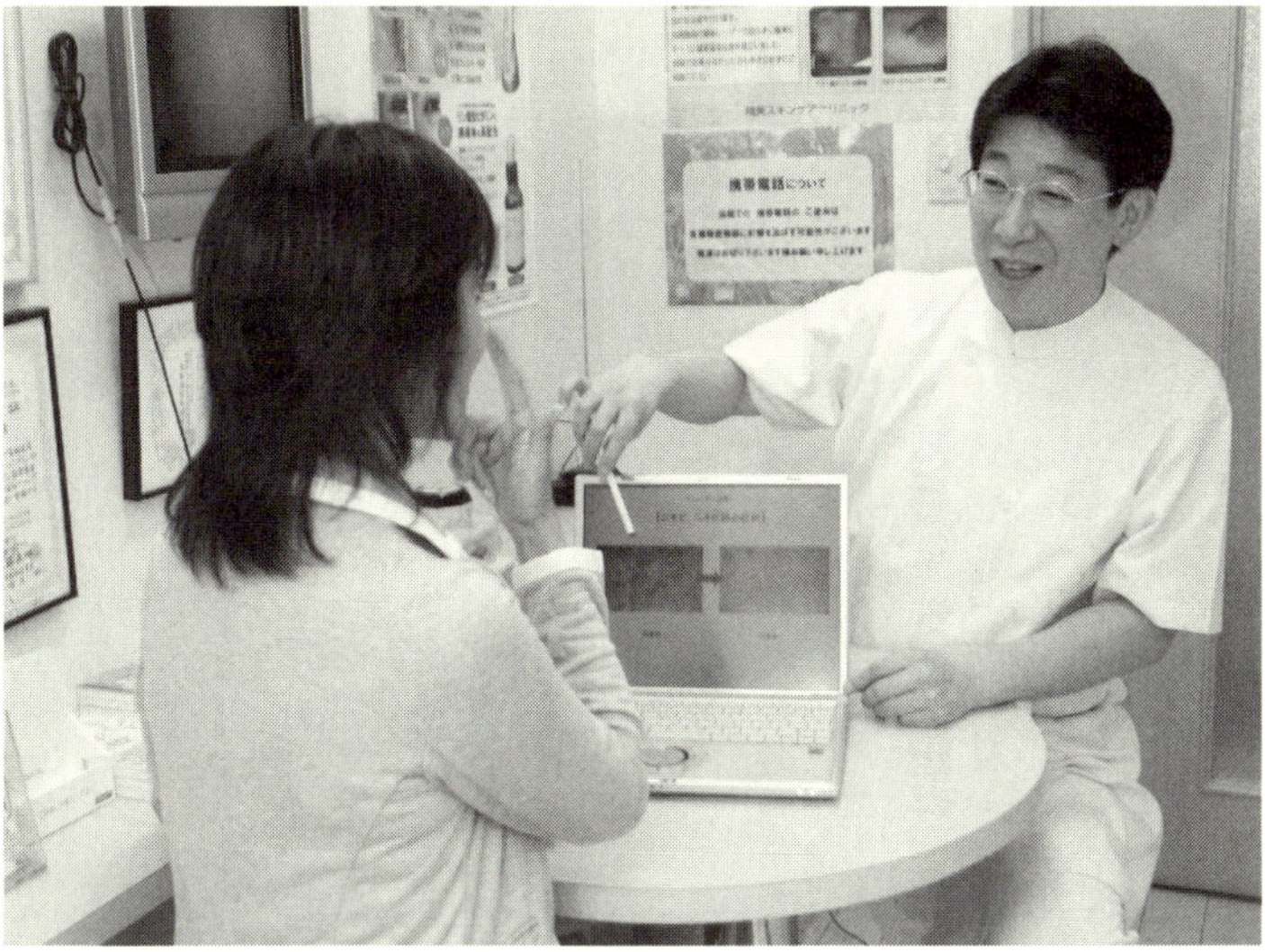

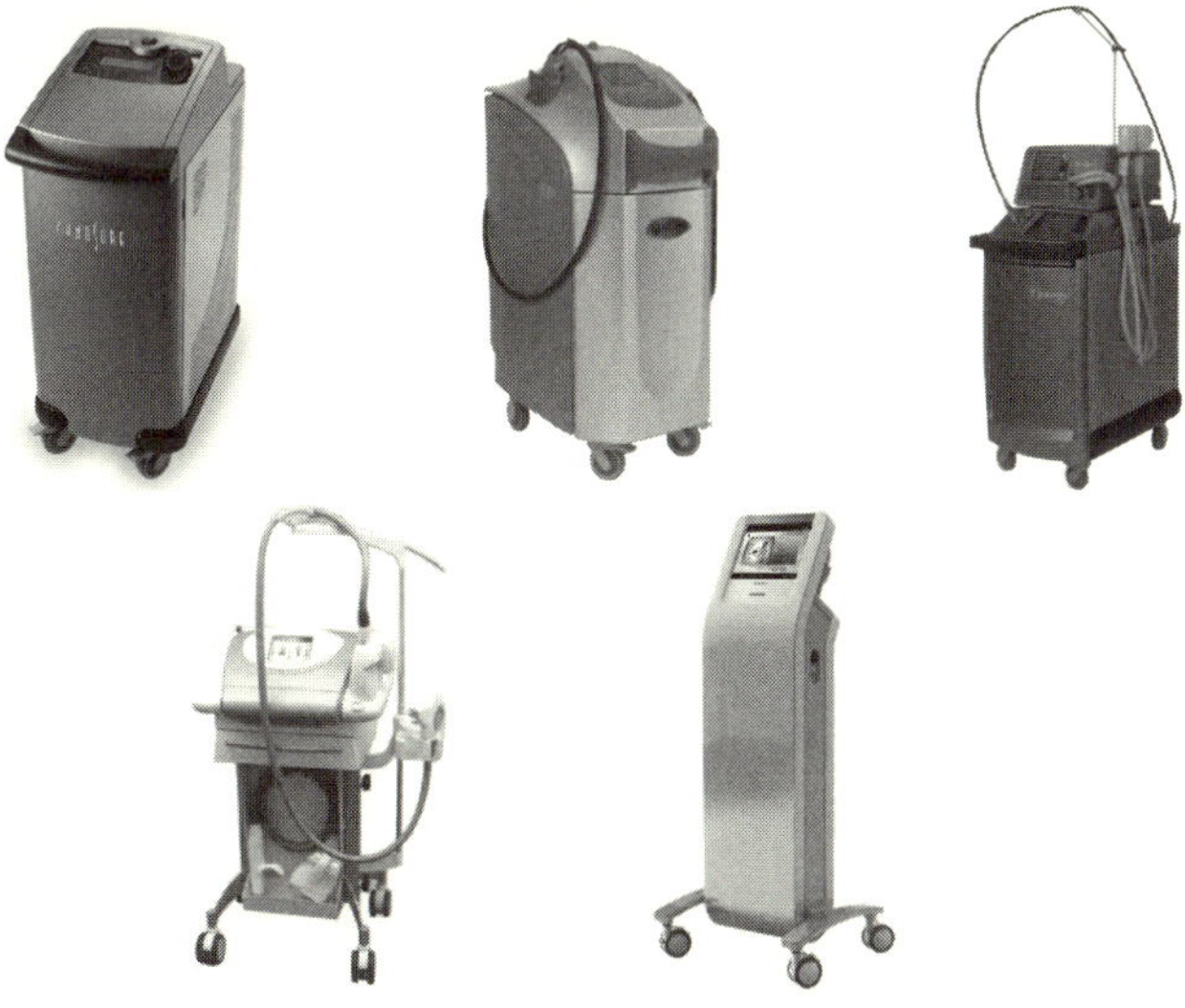

医療レーザー一覧

「もう治らないと思っていたニキビがだんだん消えてきて、人前に出たり、おしゃれをしたいと思うようになってきたんです。そう思うと、なぜかダイエットのほうも突然、順調になってきました」

と、答えてくれました。

同様に、治療効果によっていろいろな意味で気持ちが前向きになり、活力がわいてくることもあります。自営業で老人性のシミやホクロが多かった方は、

「もう歳だから、そろそろ店をたたもうかと考えている」

と、おっしゃっていたのに、美肌レーザーとスーパーフェイシャルサウンドレーザーによる治療で、きれいにホクロがとれて、シミも目立たなくなると、商売のほうもやる気をとり戻したといいます。

「元気なうちは、ボケ防止のためにも仕事を続けますよ」

と、快活に話されて、わたしが目を丸くしたこともありました。

このように、美容外科・美容皮膚科では、治療によってセルフ・イメージを高める効果があり、人生に前向きになる方がかなりの割合でいらっしゃいます。

そのなかでも特に恋愛や友人関係など、対人関係に対して積極的になる勇気が湧いてくるケースが多いように思われます。こうした報告を受けると、医師として、とても嬉しい限りです。

■症状と肌質によって最適な治療法が決まる

美容外科・美容皮膚科に限らず、最近日本でも医師と患者さまの間で、インフォームド・コンセントという形をとってから、治療が行われるようになってきました。

インフォームド・コンセントという言葉を簡単に説明すると、医師が提示した治療法と、それに伴う効果、そしてリスクの可能性を患者さまが理解して、納得したうえで治療を受けるという意味になります。

そして、インフォームド・コンセントを一歩進めた考え方として、インフォームド・チョイスという形も徐々に浸透してきています。これは、いくつかの治療法のなかから、患者さま自身がもっとも希望する条件に合うものをいくつか選ぶという意味です。

そのためには、医師は症状に適しているいると考えられる、いくつかの治療法を提示しなければなりません。もちろん、医師のほうでこれが最適だと考えられる治療法がある場合は、それを提示するのですが、美容外科・美容皮膚科では、複数の治療法が考えられる場合が少なくありません。

例えば、若返り治療のなかでも代表的なシワ取りの場合、その治療にはカイネレースやフルーツ酸、あるいは高濃度ビタミンCという成分が配合されたクリームやローションによる治療から、フェイスリフト手術まであります。

そして、現在では主流になってきている美肌レーザーやシワ取りレーザーのなかでも数種類の機種があり、しかも照射時間や照射の出力も設定によって変化します。

当然、レーザーの照射時間や出力などの専門的なことまで患者さまが考える必要はないのかも知れませんが、どのレーザーにはどういう特長があるのかということを知っておいてから、最適なものを選んでも損にはなりません。

そのため、わたしたちのクリニックでは、患者さま自身が最適の機種を選択できるように、シワ取り効果がある治療器だけでなく、美肌レーザーや深層美白レーザー、目の下のクマ取りレーザー、シミ取りレーザー、シワ・タルミ取りレーザー、ホクロ・イボ除去レーザー、肌質改善・タルミ取りレーザー、赤アザ・赤ら顔・血管収縮レーザーなどのラインナップを用意しています。

残念ながら、一機種しかレーザーを置いていない病院や、フェイスリフト手術しか行えない病院では、インフォームド・チョイスを患者さまが行ってから、治療に臨むのは難しいと言わざるを得ません。

■治療効果の高さと、リスクの少なさの関係

先ほどのシワ取り治療を例にとって、次に治療効果と治療に伴うリスクについて簡単に説明しておきましょう。

この場合、効果とはもちろんシワが消えることです。次にリスクとは、

①身体へのダメージがあること
②術中・術後の痛みがあること
③術後の安静・休養期間が必要なこと
④術後の色素沈着など、合併症が残ること
⑤はん痕が残ること

などがあります。

効果がより大きく、リスクがより小さい治療が〝ベスト〟なのですが、これまではそうした理想的な治療法はありませんでした。そのため、治療効果のメリットと、リスクというデメリットの両方を検討して〝ベター〟な治療法を選んできたのです。

わかりやすいように、フェイスリフト手術とケミカル・ピーリングによる治療を例にとりましょう。

フェイスリフト手術は、治療効果という面ではもっとも期待できますが、その反面、身体へのダメージや術後の痛み、長期にわたる安静・静養が必要などのリスクが伴います。さらにフェイスリフト手術では頭髪のなかや耳のラインに沿って切開するため、その手術跡はほとんど目立ちませんが、それにしても手術跡が残ってしまうというデメリットが生じてしまうのです。

反面、ケミカル・ピーリングは、こうしたリスクはほとんどありませんが、シワを取る効果という点では、大きな期待はできません。

こうしたジレンマを何とか解消しようとして医師や研究者は努力してきました。その結果、美肌レーザーや深層美白レーザー、シワ・タルミ取りレーザー、美白レーザーなどは、かなり理想に近づいた治療法といえます。

つまり、シワを取る効果の面ではフェイスリフト手術に近く、リスクという面ではケミカル・ピーリングとさほど変わらないのです。

現在、わたしたちのクリニックでは、シワ取り治療においては、これらの機種による治療がメインになっていますが、それにはこういった理由があったからです。そして、これらの機種のなかから、さらに効果とリスクの両面を考えて、患者さまと一緒に最適な治療法を選んでいくのです。

■これからの治療は、組み合わせ治療が主流に

それでは実際に、どのような治療法が行われているのかを実例をもとに紹介することにしましょう。シワ取り治療の臨床例のケーススタディです。

【臨床例】三十代女性

・症状／目尻のシワが増えてきたことが来院の理由。カウンセリングをしているうちに、若いときからあるソバカスと、最近になって出てきたシミもできれば薄くしたいという希望があること

もわかった。頬、まぶたも少したるみはじめている。

・治療法／美肌レーザー治療と深層美白レーザーによる治療を交互に計六回、スマート・サウンドを併用。アザ取りレーザーによる追加治療を一回行う。

・治療結果／目尻のシワは、かなり改善された。頬、まぶたのタルミが引き締まり、開いた毛穴が引き締まるなどの効果も報告された。シミも目立たなくなり、ソバカスも薄くなった。

この症例では、メインの治療となる美肌レーザーと深層美白レーザーに加えて、スマート・サウンドという医療用超音波も併用しています。

なぜ、これらを組み合わせたのかというと、目尻の小ジワがかなり目立つようになっていたことと、まぶたや頬のタルミも始まっていたので、美肌レーザーだけでは取れにくいシワやタルミを解消するためです。

さらに、この女性の場合、ソバカスやシミも改善したいということでしたので、アザ取りレーザーも追加したというわけです。

こうした症例では、美肌レーザーだけでも、ある程度の改善は期待できますが、深層美白レーザーやスマート・サウンド、アザ取りレーザーなどを加えた組み合わせ治療を行ったほうが効果も大きく、治療期間も短縮できます。その結果、治療は満足度の高いものとなりました。

今後は、こうした満足度の高い組み合わせ治療が、美容外科・美容皮膚科治療の主流になっていくでしょう。

■最新の医療レーザーがそろったクリニックを

組み合わせ治療は、一人ひとりの希望に対するきめ細やかな治療ができる、とても有効な方法です。

シワやタルミに対して高い効果がある最新機種に、シワ・タルミ取りレーザーや美白レーザーという医療レーザーがあります。どちらも治療効果が高く、美肌レーザーとの組み合わせ治療に使うことも多いのですが、Aさんにはタルミ取りレーザー、Bさんには美白レーザーというように、使い分けています。

なぜなら、この二つのレーザーは、同じように真皮層にあるコラーゲンやエラスチンに熱を加えて活性化させることで、シワやタルミを改善するのですが、レーザーの波長やパルス幅、冷却・鎮静システムなどは異なりますので、効果の現れ方には差があるからです。

そのため、肌の色や肌質、皮膚の厚さなどによって、ある方にはタルミ取りレーザーが適しており、また別の方にはシワ取りレーザーが適しているということになります。

このように、最適機種を選ぶことは、それぞれの症状や希望に合致する機種がそろっているクリニックでしかできません。そのために、自分に最適な治療を受けたいと希望するなら、きちんと機種をラインナップしているクリニックを選ぶことです。

美容外科・美容皮膚科ではクリニック選びの段階で、すでに治療法がある程度決まってきます。

レーザーの波長と吸収率

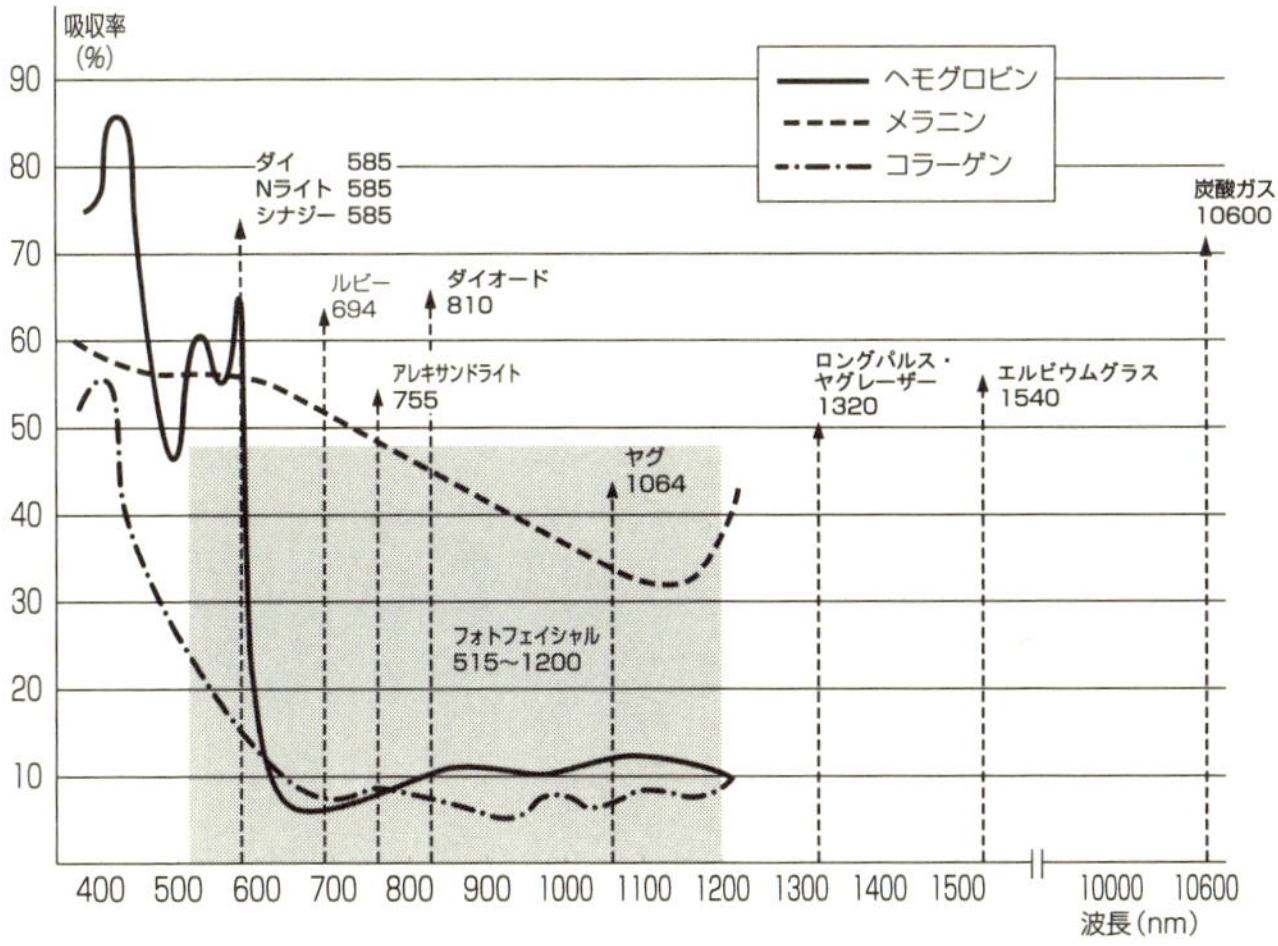

わたしたちのクリニックでは、これまで治りにくかった赤アザの治療に、赤アザ・赤ら顔・血管収縮レーザーという専用治療器を使っていますが、これが設置されていないクリニックでは、当然のことながら別の選択をするしか方法はありません。

同じように若返り治療でも、美肌レーザー治療を行った後で、美肌レーザーでは取れにくかったシワやシミを取りたいという希望があっても、対応できるクリニックと対応できないクリニックがあるのです。内科や外科でも同じことがいえますが、美容外科・美容皮膚科では特に、医療レーザーがそろっているかどうかのチェックが重要になってくるのです。

わたしたちのクリニックでは安全性が高い治療を組み合わせ、それを繰り返し行うことによって効果をあげています。

■シワ、タルミだけでない、総合的な治療が可能に

シワやタルミは、皮膚の老化に伴うもっとも一般的な症状ですので、若返り治療の中心となりますが、それ以外の皮膚のトラブルやプチ整形、あるいは医療ダイエットなども、わたしたちのクリニックでは行っています。

最近では、最初シワを取りたいと希望していた方が鼻の横にできたホクロを取ったり、医療ダイエットを受けていた方がダイエットの成功後に、毛穴の開きを引き締める治療を受けたりするケースも増えてきています。

最初は、多少の不安があったかも知れませんが、一度治療を受けて美しくなると、次にはもっとという意欲が湧いてきたり、医師への信頼が増してくるせいなのかも知れません。

わたしは、患者さまの悩みを解決するお手伝いをし、美しくなる喜びを得るための手助けをするのが、美容外科・美容皮膚科の医師の仕事だと思っています。そのため、気になる症状を改善することはもちろん、その方らしい美しさを引き出すためのアドバイスをすることもあります。

「シワが気になる」――。最初はこんな悩みでいらっしゃる方とも、どのポイントをどのような方法で改善すればよいのかということを、いっしょに相談しながら決めていきますので、先に述べたような総合的な治療が可能になるのです。

■若返り治療は、一人ひとりに最適なオーダーメイドの方法で

わたしたちのクリニックで現在行っている治療は、若返り治療のシワやタルミの解消に加えて、さまざまな皮膚のトラブルにも対応できる多岐にわたるものです。

次章から順を追って紹介する治療法は、すべて実際に行っているもので、一つの症状にもいくつものアプローチがありますが、いくつかの治療を組み合わせることを含めて、その方に最適な治療法を選んでいます。

また、老化してきた皮膚の場合は、シワやタルミ、シミというように、複数のトラブルを併発していることがよくあります。そのため、若返り治療では総合的な視点から、最適な治療法を選択することが多いのです。

さらに、人の顔がそれぞれ異なるように、皮膚の老化も症状はさまざまです。シワが深い方、シミが目立つ方、ホクロが大きい方、皮膚のタルミが目立つ方など、千差万別なのです。

さらに、症状が異なるだけでなく、本人が改善を希望するポイントもまちまちです。似たような複数の症状が併発している場合でも、とにかくシミが取れればよいという方もいれば、シワが気になる方、シワもタルミもシミもすべてきれいに治したいと希望する方もいらっしゃいますので、それぞれの希望を叶えて差し上げるために異なる治療法を行うこともあります。

つまり、より希望に沿うためには組み合わせ治療や持続的な繰り返し治療などを用いたオー

ダーメイドの治療法が必要になってくるのです。

医療レーザーの進化によって、以前では考えられなかった治療法が登場してきていることは、別の場所でも繰り返し述べてきました。

赤アザの医療レーザーによる治療や、ニキビの専用光線治療器などがそうで、どちらも数年前まではなかったものです。

「以前、治療を受けようと思ったことがあったけど、効果やリスク、それに治療期間や費用の面で、治療を受けることに踏み切れなかった」という方でも、現在は昔の問題点がクリアされている可能性は大いにあるのです。

悩んでいらっしゃる方は一度、カウンセリングを受けられることをお勧めします。

第2章

難治とされていた病気の症状改善や治療が、最新医療レーザーで可能になった

■シミや肝斑は、最適なレーザーの組み合わせ治療で最大の効果を

シミやアザ、ホクロは皮膚のトラブルの代表的なもので、こうした症状が悩みの種になっている方は少なくありません。

これまでの治療法は手術によるものが中心で、前章で述べたように「治したいが、わざわざ手術をするのは……」といった意識の方が多かったように思います。ところが、現在ではこれらの症状のほとんどは医療レーザーによって改善できるようになりました。

それも痛みが少なく、皮膚のダメージを最小限にして、最大の効果をあげる治療法が確立されているのです。

まずは、シミの治療から見てみることにしましょう。

一般的なシミには、三十代ころから現れてくる老人性色素斑と呼ばれるものと、更年期前後によく見られる肝斑と呼ばれるものがあります。

老人性色素斑は、それまで受けてきた日光の紫外線によるダメージ（光老化）が原因と考えられており、ソバカスと併発することもあります。老人性色素斑は、一部が盛り上がってできる老人性のイボ（脂漏性角質症）になることもありますので注意が必要です。

このシミは、「老人性」という名称がついていることからもわかるように、加齢に伴って増えてきます。

一方の肝斑は、ホルモンバランスが崩れることによって出てくるものと考えられていますが、

化粧品の刺激やタオルなどの摩擦で症状が悪化することもあります。

シミの治療には、まず美肌レーザーによる治療を行うことが増えてきています。美肌レーザーは、シミだけでなく、ソバカスやクスミにも有効で、またシミと同時にシワやタルミも改善してくれます。

肝斑の場合、従来は医療レーザーによる治療は難しいと考えられていました。しかしここ数年、美肌レーザーで改善できたという臨床例が増えてきており、今後研究が進めば、はっきりとその効果が証明されることも考えられます。

美肌レーザーだけで取れにくいシミには、肌質改善レーザーやシミ・クスミ取りレーザーの組み合わせ治療を行うことがあります。

たいていの場合、美肌レーザーと肌質改善レーザーでシミは改善しますが、濃いシミや体質的に取れにくい方にはレーザー・ピーリングやケミカル・ピーリング、パリシアン・ピーリングなどの組み合わせ治療が有効です。

塗り薬の高濃度ビタミンCローションやビタミンC誘導体のイオン導入、レチノイン酸などを使って、治療や予防することもあります。

これらの治療では、シミの原因となっているメラノサイトの活性化を抑え、色素沈着の原因を取り除くことで、きれいな肌に戻していきます。

シミができやすい方は、ソバカスやクスミも多い傾向にありますが、シミ治療によってソバカスやクスミも改善します。

■アザやホクロ、イボもレーザーで治る

黒アザのなかでもっとも身近なものがホクロです。ホクロは、普通の方でも全身に千個以上はあるでしょうが、顔や首といった目立つ部位にあるものや大きなものは治療対象になります。以前はパンチでくり貫くなど、外科的な方法で除去していましたが、現在ではCO$_2$（炭酸ガス）レーザーで除去するのが一般的な方法になりました。わたしたちのクリニックでは、術中のダメージが小さく、治療跡もきれいなスーパーフェイシャルサウンドレーザーで治療します。

イボには、黒アザが盛り上がった色素性母斑や帯状にこまかな褐色のイボができる表皮母斑、シミのなかにできることが多い老人性イボ（脂漏性角質症）など、いくつかの種類がありますが、小さな場合はホクロと同じように、スーパーフェイシャルサウンドレーザーで異常な部分だけを蒸散させて取り除きます。

また、スーパーフェイシャルサウンドレーザーで蒸散させたり、切除したりするには大き過ぎる黒アザやイボの場合は、アザ・ホクロ・イボ取りレーザーを使って段階的に治療していきます。茶アザも、発症している方が比較的多い皮膚疾患です。よく見られる茶アザには、扁平母斑と呼ばれるものと、ベッカー母斑と呼ばれるものがあります。

扁平母斑は乳幼児のころから現れることが多く、褐色（色は濃いものから薄いものまである）

の表面が平らになっているアザです。

一方、ベッカー母斑は思春期のころに現れてくることが多く、大きくなって表面に毛が生えてくることもあります。

古い機種で茶アザの治療を行うと、アザそのものは治っても、治療跡が目立ってしまうというリスクがありました。現在ではアザ取りレーザーや美肌レーザーで丁寧に治療するときれいにすることができます。

ベッカー母斑で表面に毛が生えているときは、脱毛用の医療レーザーを組み合わせて治療します。

青アザのなかで代表的なものが、赤ちゃんのお尻に見られる蒙古斑です。これはたいてい、三〜四歳ごろから薄くなり、中学生ぐらいになると消えてしまいます。しかし、背中や手足にできている蒙古斑は、大人になっても残る場合があります。

それ以外で、よく見られる青アザに太田母斑と呼ばれるものがあり、思春期や三十〜四十代にかけてのホルモンのバランスが崩れる時期に現れます。太田母斑は顔の片側にできることや、男性より女性にできやすい青アザということが知られています。

太田母斑によく似た青アザに、真皮メラノサイトーシスと呼ばれる、顔に左右対象に現れるものもあります。

これ以外に伊藤母斑と呼ばれるものもあり、これは太田母斑を併発することもあります。

たいていの青アザは良性の皮膚疾患ですが、顔にできやすいという特徴があるため、治療を希望する方は少なくありません。

これまで、青アザの治療には病変部の皮膚を切除して、身体の別の部分から皮膚を移植したり、周囲の皮膚を引き伸ばして切除した部分を覆うといった大がかりな手術が行われてきました。

しかし現在では、アザ取りレーザーでの治療が可能になり、皮膚の正常な組織への損傷を避けるために、数回に分けて段階的に治療を行います。

シミやホクロ、黒アザ、イボ、茶アザ、青アザなど、これまで本書で紹介した一般的なアザは多くの場合、良性の疾患です。外観上や心理的な理由から治療を行っていますが、基本的には身体全体の健康を損なうものではありません。

しかし、単なるアザだと思っていたものが、まれに緊急の治療を要する悪性腫瘍であったという可能性もあるのです。

急に大きくなってきたアザや、身体のいろいろな部分にできてくるアザ、表面が膿んでいるようなアザなどの場合、できるだけ早く専門医のきちんとした診断を受けなければなりません。

また、一般的なシミやホクロ、アザなどの皮膚疾患は、日光の紫外線や化粧品などの刺激を受けることで、治りにくくなる傾向もあります。

異常を感じたら、日焼けや刺激の強い化粧品を避けて、早めに治療を受けることが望ましいでしょう。

■赤アザの治療には、専用医療レーザーが効果的

シミやホクロ、黒アザ、青アザなどは、色素細胞の異常によって発生するものがほとんどですが、赤アザは血管の異常が原因となっているために、その治療には異常な血管を取り除くという方法がとられます。

しかし、他のアザの原因である色素と比べて、血管はより皮膚の深い層にあることが多いため、医療レーザーで治療しようとしても、なかなか難しい面がありました。

以前は切除手術に代わる治療法として、ダイレーザーによる治療が行われていましたが、ダイレーザーはノーマルのパルス長であるため、深い部分の血管にレーザーを作用させようとして高出力に設定すると、周囲の組織が傷つけられてしまうというリスクがあったのです。

このリスクは、比較的浅い部分の血管部の病変ではさほどでもないのですが、皮膚の深い部分では、治療の大きな障害となっていました。

ところが最近になって、赤アザ専用の治療器として開発された赤アザ・赤ら顔・血管収縮レーザーが登場しました。

赤アザ・赤ら顔・血管収縮レーザーの画期的な点としては深い部分にある病変や太い血管の病変にまで、きちんとレーザーのエネルギーが届いて効果が出るということと、大きな効果があるにもかかわらず、他の組織へのダメージが最小限に抑えられるということがあげられるで

しょう。

大きな効果が得られる理由は、古い型のダイレーザーが、ノーマルのパルス波長しか持たないのに対して、赤アザ・赤ら顔・血管収縮レーザーはロングパルスやウルトラパルスに近い長いパルスで、レーザー光が出力できることにあります。

長いパルスによって、深い層にある病変部や太い血管の病変にまできちんとエネルギーが届き、そのことにより異常な部分をきれいに蒸散させることができるのです。

皮膚の他の組織へのダメージが小さくなったのにも理由があります。

それは、健康な組織が損傷しないように、レーザー光とともに冷却と鎮痛効果のあるガスが噴射されるというクールダウン機能がついていることです。

こうした新機能により、赤アザ・赤ら顔・血管収縮レーザーはノーマルのダイレーザーより、はるかに満足できる治療が可能になりました。実際の治療では、血管収縮レーザーを間隔をあけて数回にわたって照射します。深い病変や色が取れにくい部分が残る場合は、症状に合わせて他の医療レーザーなどと組み合わせて治療を行うこともあります。

組み合わせ治療では、静脈瘤などの治療を行う静脈拡張除去レーザーやKTPレーザー、美肌レーザーにプラスして赤アザ・赤ら顔・血管収縮レーザーを使うこともあります。

■赤ら顔や毛細血管拡張症も専用医療レーザーで改善できる

赤アザ・赤ら顔の原因と治療

1

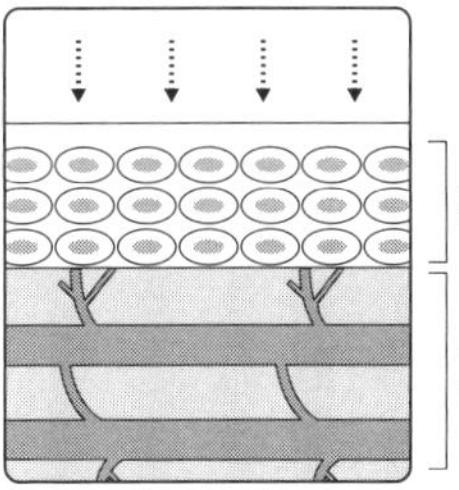

赤アザ治療中（レーザー照射）

2

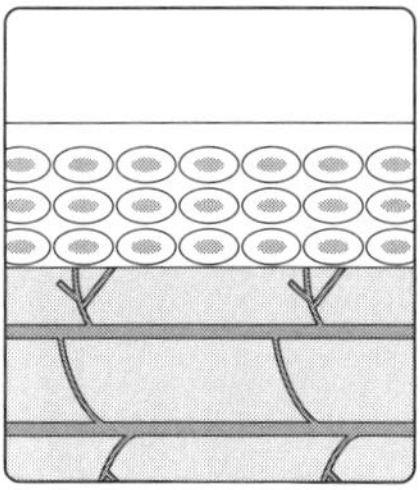

赤みが軽減

精神的なストレスや内臓障害、敏感肌質、体質・食生活、肌トラブルなど、赤アザや赤ら顔の原因はさまざまです。赤アザの場合、真皮中の毛細血管が拡張し、血管の数も多くなっているため、この部分にレーザーを照射して、血管を縮小させることで赤みを軽減させます。

赤ら顔は、赤アザほどはっきりした症状ではありませんが、赤アザよりも悩んでいる方が数多くいらっしゃいます。医学的には、毛細血管拡張症という病気で、顔の皮膚の赤みが目立つ程度の軽症から、血管が浮き出たようにみえたり、腫れ上がって見える重い症状まであります。心理的な負担となる可能性もあり、気になるのなら治療をお勧めします。

赤ら顔の治療としては、これまでは塗り薬や内服薬が中心となっていました。しかし、長期間こうした治療を続けても、効果が出にくいという難点があったのです。

ところが赤アザ・赤ら顔・血管収縮レーザーの登場により、ほとんどの症状が改善できるようになりました。赤ら顔の治療の場合も、より大きな効果を期待する場合、美肌レーザーや他の医療レーザーを組み合わせて治療することがあります。

頬が赤く染まった、いわゆる〝リンゴ頬〟や鼻が赤くなっている〝酒さ〟なども、赤ら顔の仲間に分類してよいでしょう。酒さの場合、鼻が腫れ上がったようになり、毛穴が開いてくることもあります。

こうした症状も毛細血管が増殖したり、血管内の血流が盛んになって起こるものですので、赤ら顔と同じ方法で治療できます。

酒さになりやすい方は、毛穴が開いて皮脂の分泌が盛んな脂性肌（いわゆるオイリー・スキン）であることが多いため、美肌レーザーで脂性肌を改善してから、赤アザ・赤ら顔・血管収縮レーザーで赤みを取るとよいでしょう。この治療では、「赤く、てかった鼻」の悩みも改善することができます。

■下肢静脈瘤にならないうちに早期の治療を

最近では、足（太股、膝の裏側、ふくらはぎなど）や手の甲などに、青い静脈が浮かび上がるという症状を訴える患者さまが増えてきました。その多くは、三十代以上の女性の方です。

こうした症状は、以前では美容師や販売員などといった、いわゆる〝立ち仕事〟の職業病として知られていたのですが、最近ではヒールの高い靴を履いたり、ストッキングを着ける方が増えていることもあって、一般の方にもかなりの頻度で見られるようになってきています。

静脈が浮き出る症状は、老化と深い関係があります。老化に伴って血管の弾力が失われるほか、血管が詰まることで血行障害が発生し、血液が溜まって静脈がふくらんでくるのです。太り過ぎや食生活の偏り、運動不足なども、この症状を悪化させる要因となっています。

浮き出た血管は、「見た目が気持ち悪い」「恥ずかしくて、スカートがはけない」という、美観上の悩みと直結しています。

見た目がクモの巣状になることや、網の目状になることもありますので、こうした見た目の問題が本人にとって大きな悩みとなるのですが、医師としては健康上の問題が気になります。

というのも、こうした方は足がむくみやすい、足がつりやすい、痛みやしびれがある、などの症状が起こりやすいからです。特に足が冷える季節になると、こうしたトラブルが起こりやすくなってしまいますので注意が必要です。

高いヒールを履くことの多い方や年配の方は、こうした症状を放置しておくと、階段や段差などで転んでしまい、骨折やねんざなどのケガをしてしまうこともあります。

浮き出た青い血管の症状が進行してくると、下肢静脈瘤という病気になってしまいます。実際に、わたしたちのクリニックでも、「血管が目立ってきているのですが……」と訴える方を診察や検査してみると、かなり重症の下肢静脈瘤であることが少なくありません。

下肢静脈瘤が進行して潰瘍などができてしまうと、長期間の治療が必要になるため、下肢静脈瘤にならないうちか、なってしまっても軽症のうちに治療するほうが賢明です。

治療の目安としては、血管の太さが七ミリ以下であれば、静脈拡張除去レーザー、赤アザ・赤ら顔・血管収縮レーザーで改善することができます。血管収縮レーザーは足だけでなく、顔や手に浮き出た青い血管も治療できますので、気になる方は一度、カウンセリングを受けることをお勧めします。

■白斑・乾癬の医療レーザー治療、最先端の「ウルトラ・エックス」新登場

白斑は、「白なまず」と呼ばれることもある皮膚の病気で、皮膚の一部が白くなるのが特徴です。白斑には痛みやかゆみはなく、他人にうつることもないので、放置しておいても特に健康を害するおそれはないのですが、顔や首、腕などといった他人の目に触れる部分にできれば、大きな心理的な負担を招いてしまうことも少なくありません。

疾患に関して知識がない人から、「病気がうつる」などと言われて心が傷つけられるケースもあるようです。

この白斑は、皮膚の色素であるメラニンを生成する細胞（メラノサイト）の異常から起こることがわかっています。メラノサイトの機能が低下するとメラニンが生成されなくなって、皮膚に脱色したような白い疾患ができるのですが、はっきりした病因については不明なことが多いのが現状です。

白斑の治療法として、現在いくつかの方法が行われています。副腎皮質ステロイド剤療法や

白斑の原因

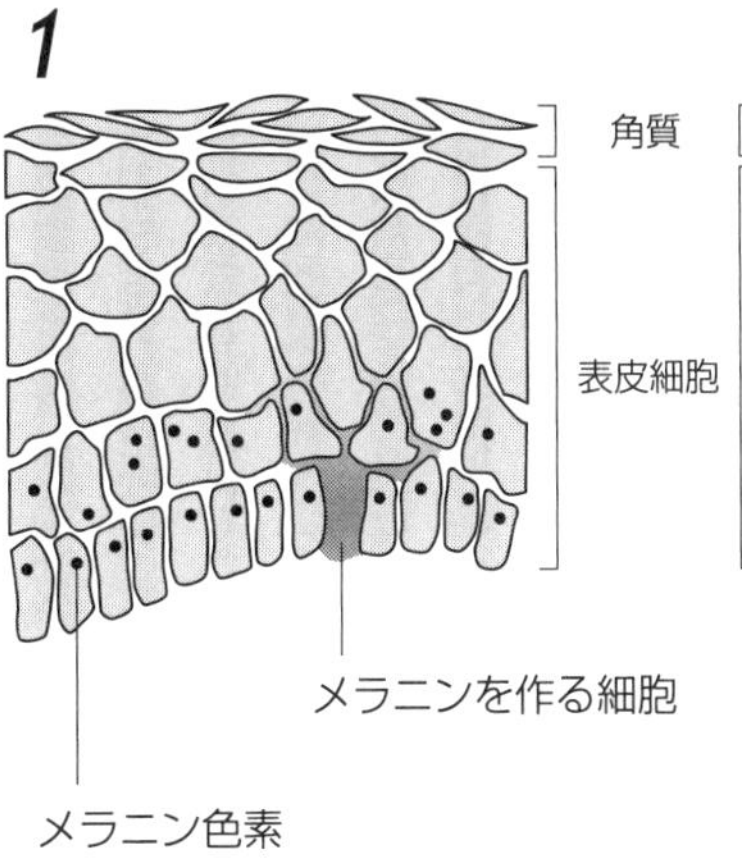

白斑はメラノサイトの異常から発生する

紫外線照射療法（ＰＵＶＡ療法）、あるいは表皮やメラノサイトの移植手術などが行われてきましたが、なかなか治りにくい病気として患者さまを悩ませてきました。

紫外線照射療法（ＰＵＶＡ療法）とは、オクソラレンという薬を塗布、または服用し、その後に比較的安全な波長の長い紫外線（ＵＢＡ）を照射する方法です。紫外線の働きで、メラノサイトを活性化させて、皮膚のメラニンを増やし、白斑を消していく療法です。なかでも近年では中波長紫外線のうち、ごく狭い範囲の波長を照射するナローバンドＵＶＢ療法が普及して効果をあげてきています。

しかし、最近になってハーバード大学のウェルマン研究所で開発された白斑治療専門のレーザー「ダブルエックス」や、さらに白斑に対して著しい効果を発揮するレーザー治療法「ウルトラ・エックス」が登場して、最先端の白斑治療として脚光をあびるようになってきました。

こうした医療レーザーによる治療では、病変部だけをターゲットにして光線を照射するので、
①正常な細胞や組織に紫外線によるダメージを与えない
②一度の治療でナローバンドUVB療法より大きな効果が得られる
というメリットがあります。

最先端の医療レーザー機器は、現在ではまだわずかの病院にしか設置されていませんが、今後の白斑治療においては主流となっていく治療法だといってよいでしょう。

この白斑治療に有効な最先端レーザーは、乾癬の治療にも高い効果を示しています。乾癬とは、赤く盛り上がった皮疹ができ、白いフケや垢、かさぶたが付着する症状です。乾癬をこすったり刺激を与えたりすると、広い範囲にひろがってしまうので、注意が必要です。この乾癬も、最先端レーザーを使用して白斑治療と同じように治療することができます。

■妊娠線や帝王切開の跡、キズ跡・手術跡に効果的な「キズ跡・肉割れスカーレーザー」新登場

医療レーザーや光線療法が、ホクロをはじめとする黒アザや茶アザ、青アザ、赤アザ、あるいは白斑・乾癬といった皮膚疾患の治療にとても有効なことは、これまで述べてきたとおりです。しかし、最近では皮膚疾患以外の治療にも、医療レーザーや光線療法が使われていることをご存じでしょうか。

ここでは、当院で行っているキズ跡・肉割れスカーレーザーによって、はん痕を美しく改善する治療を紹介することにします。

昔は、妊娠線や肉割れ、外傷や火傷の跡、盲腸や帝王切開などの切開手術跡、フェイスリフトや豊胸、ワキガ、脂肪吸引などの手術跡などは、レーザーによって美しくできるとは考えられていませんでした。

しかし、現在、最先端の医療レーザーや光線療法のなかには、こうしたはん痕の改善にも適応するものがあります。なかには、最先端の医療レーザーや光線療法（キズ跡・肉割れスカーレーザー法）でしか改善できないものまであります。

妊娠線は、出産経験がある多くの女性にとって、「できれば無くしたい」、あるいは「きれいにしたい」ものでしょう。妊娠線とは皮膚の繊維構造が損傷し、まるで裂けたような模様がはいってしまったものですが、太った方の腹部や下半身にできた肉割れ（ストレッチマーク）も同じような症状といえます。

妊娠線や肉割れによっていったん皮膚に痕がついてしまうと、やせても痕は消えないことがほとんどです。この痕が、大きな心理的負担になってしまうのです。

事故やケガ、火傷によるキズ跡やその治療のための手術跡、あるいはケロイドが「無くなれば」、「きれいになれば」と思っている方もいらっしゃるでしょう。盲腸や帝王切開、あるいは骨折や内臓疾患の治療などのための切開手術跡をきれいにしたいと希望する方も少なくありません。こうしたはん痕は、美観的な問題と「痛い・怖い」といった記憶と結びつく心理的な問題から、目立たないようにしたいと希望される方もいらっしゃいます。

さらに最近では、他院で「美しくなるために」受けたはずのフェイスリフトや豊胸、ワキガ、脂肪吸引などの手術なのに、その手術跡が新たな悩みの種となっている方も増えてきています。現在では美容外科情報が一般的なものとなってきたために、手術跡によって治療内容が他人にわかってしまうこともあります。

こうした手術跡は、手術をしたことを他人に知られたくない方にとって、アザなどの皮膚疾患と同じか、場合によってはそれ以上に心理的な負担となってしまうこともあります。

最新の専用医療レーザーや光線療法（キズ跡・肉割れスカーレーザー法）では、こうした妊娠線や肉割れ、事故やケガ、火傷のキズ跡・ケロイドや手術跡、盲腸や帝王切開などの切開手術跡、あるいは美容外科手術の切開跡などを、かなりきれいに改善することができます。

しかも、現在の最先端の医療レーザーや光線による治療技術では、こうした皮膚に残ってしまったキズ跡やはん痕を、入院や切開なしに美しくすることができるのです。

妊娠線や肉割れといった白いはん痕と、キズ跡や切開手術の跡のような赤みがさしたはん痕、あるいは凹凸があるはん痕など、はん痕の種類によって選択するレーザーや光線は異なります。また、同じ症状でも、体質や皮膚の質に合わせて治療回数や照射時間なども変える必要があります。

そのため、こうした治療においては、治療を受ける際に、まず自分の症状に最適な治療機器がそろっているか、症例の治療実績があるかといった病院・医師選びが重要となってきます。

最先端の医療では、治療機器の有無が治療法の選択を左右するのです。また、最新の治療機器であればあるほど、臨床経験によって医師の治療技術に差が出てきます。こうした新しい治療分野では、治療施設と治療する医師の情報を事前にきちんと確認することが重要となってくることを心に留めておいてください。

■イレズミ、アートメイクを安全に、きれいに取る方法

イレズミやアートメイクのほとんどは、茶アザや青アザの治療に使用するアザ取りレーザーで安全、かつきれいに取ることができます。それもそのはずで、アザ取りレーザーは、もともとイレズミ除去用に開発された機種だからです。

最近では、カラフルなイレズミが増えてきていますが、アザ取りレーザーだけできれいに取れない場合は、他のレーザーを組み合わせることもあります。

医療機関以外でも、イレズミ除去ができると宣伝しているところがありますが、医学的な知識や技術を持たない人間がレーザー照射を行うと、皮膚の変色やはん痕が残るなどのトラブルが発生しがちです。

後悔しないためにも、安全性が確立されている病院できちんと治療することをお勧めします。

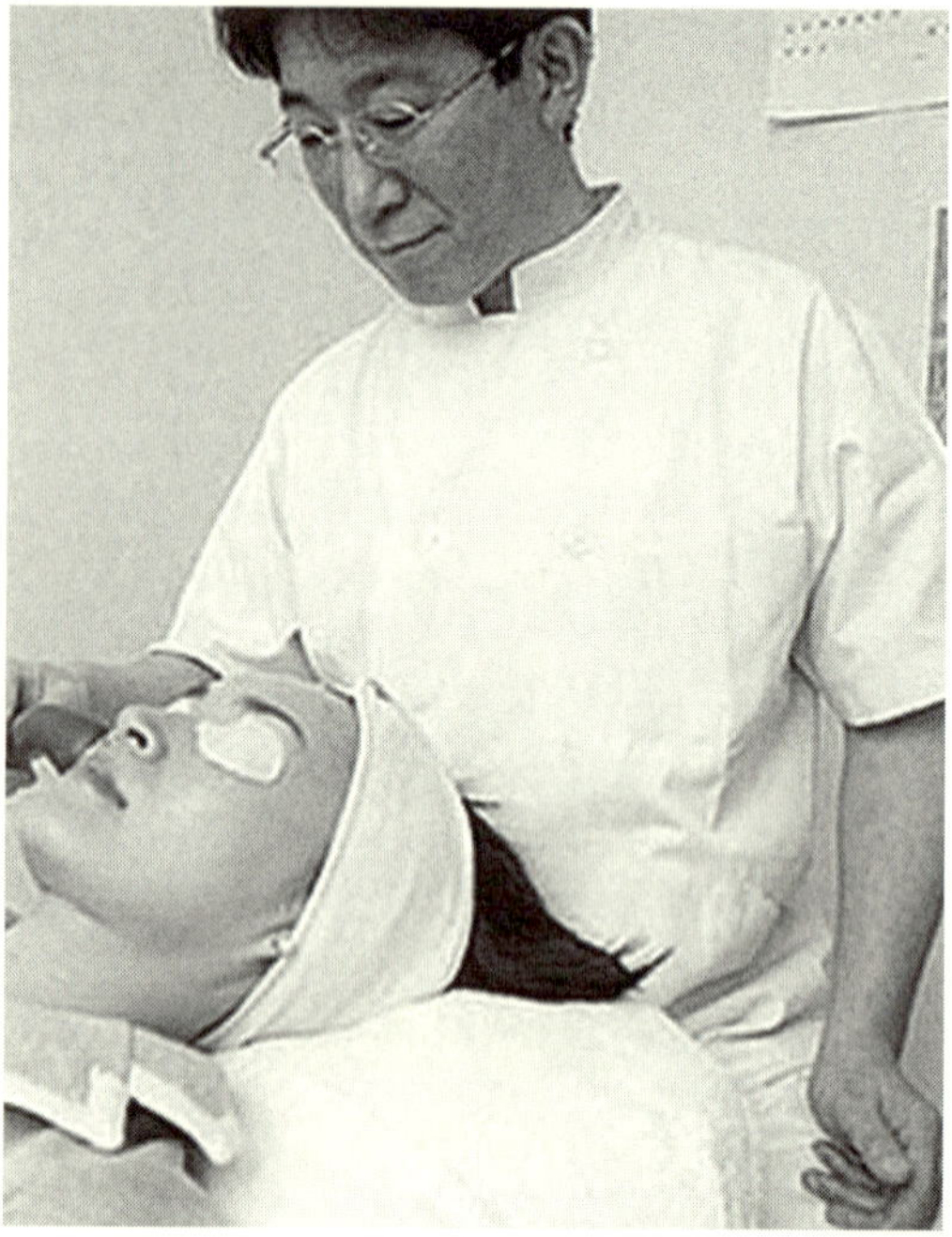

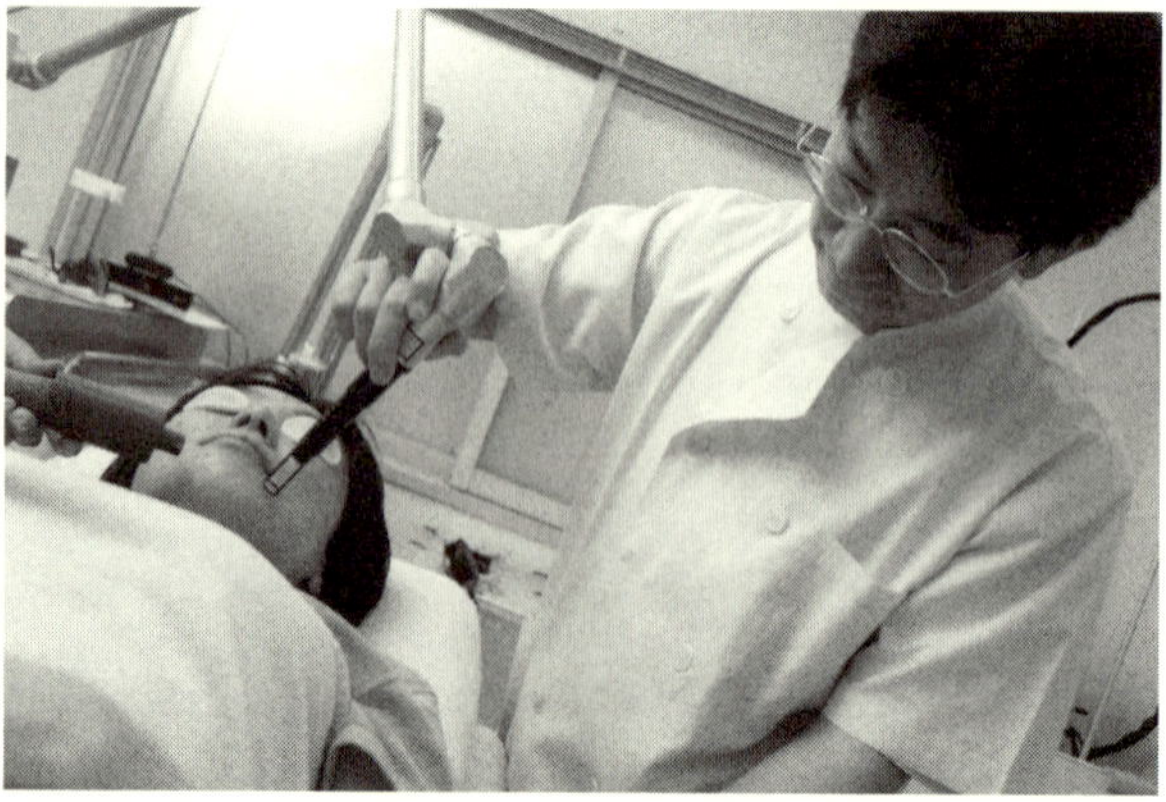

第3章

シワは「切らずに治る！」
美肌レーザー&
最新医療レーザーの治療

■シワ取りと同時に、総合的な若返りが可能な美肌レーザー

〝シワ取り治療〟といえば、かつてはフェイスリフト手術が主流となっていました。わたしもフェイスリフト手術を数多く手がけてきましたが、最近ではより安全かつ効果が期待できる美肌レーザーが中心となっています。

このように美容外科・美容皮膚科の世界では〝切る〟治療から〝切らずに治る！〟治療への移行が急激に進んでいますが、最近では単に〝切らずに治る！〟治療から、その後のケアやタルミの解消、シミ、ソバカス、クスミ、アザの改善まで含めた総合的な治療に注目が集まっています。

つまりシワを取るだけでなく、総合的な若返り治療としてレーザー機器の利用が広まっているのです。まずは、もう知らない方が少なくなっている美肌レーザーについて説明しましょう。

美肌レーザーは他の医療レーザーと違って、非常に広い範囲の波長を持っています。以下に、代表的な医療レーザーの固有波長を掲示します。

- **ダイレーザー　585ナノメーター**
- **ルビーレーザー　694ナノメーター**
- **ダイオードレーザー　810ナノメーター**
- **ヤグレーザー　1064ナノメーター**

美肌レーザーは、これらの波長をすべてカバーできる515〜1200ナノメーターの範囲

の波長を持った光を照射することができます。

そのため、シワを取るだけでなく、タルミも解消し、シミやソバカス、クスミ、アザを改善し、開いた毛穴を引き締め、肌質やニキビの改善など、若返り治療で望まれるほとんどの効果を同時にもたらすことができるのです。

これ以外でも美肌レーザーには、いくつかのメリットがあります。

まず、治療中の痛みがほとんどありません。しかも、治療時間も短く、一回当たりの照射面積がひろいので、顔全体の治療でも二十分ほどで終了します。

治療後の色素沈着やはん痕などの心配もなく、ガーゼを当てる必要もありませんので、翌日から日常生活に復帰できます。

美肌レーザーは、このように大変すぐれた若返り治療器ですが、シワやアザといった個別の症状については、専用の医療レーザーのほうが大きな効果を得ることができます。

そのため、シワ取り治療では最初に美肌レーザー治療を数回行って、さらに残ったシワについては、一人ひとりの肌質や希望に最適な医療レーザーを組み合わせて治療することもあるのです。

もちろん、最初からシワ取り専用の医療レーザーで治療することもあるのですが、シワができるということは皮膚の老化が進んでいることの証明でもあります。老化が進んだ皮膚は、シワだけでなくシミや毛穴の開きといったトラブルを併発されていることが多いため、美肌レーザーをファースト・チョイス（最初に選択）するわけです。

■最新のシワ取り治療の効果とメカニズム

次に、シワ取りに効果的な治療法をいくつか紹介することにしましょう。

まずは深層美白レーザーですが、これは美肌レーザーのカテゴリーに属するものです。美肌レーザーと同様に、多様な効果を期待できますが、「深層」という名前のとおり、美肌レーザーよりも皮膚の深い部分にまで反応させます。その結果、シワやタルミの改善や開いた毛穴の引き締め効果が、より大きくなるのです。

また、深層美白レーザーは、美肌レーザーとの組み合わせ治療の相性がとてもよく、シミ、ソバカス、クスミ、ニキビなどの改善を含めた若返りの総合治療の基本メニューとなりつつあります。

シワ・タルミ取りレーザー、美白レーザーはわたしたちのクリニックに新しく導入された機種で、美肌レーザーと比較してシワやタルミの改善に、より高い効果が期待できます。

それには理由があり、シワ・タルミ取りレーザー、美白レーザーのレーザー光は皮膚の表面にある表皮よりも、その下の真皮層に吸収されるように設計されているからです。

このため、皮膚の弾力を担っているコラーゲンやエラスチンに、より大きなエネルギーが与えられるのです。

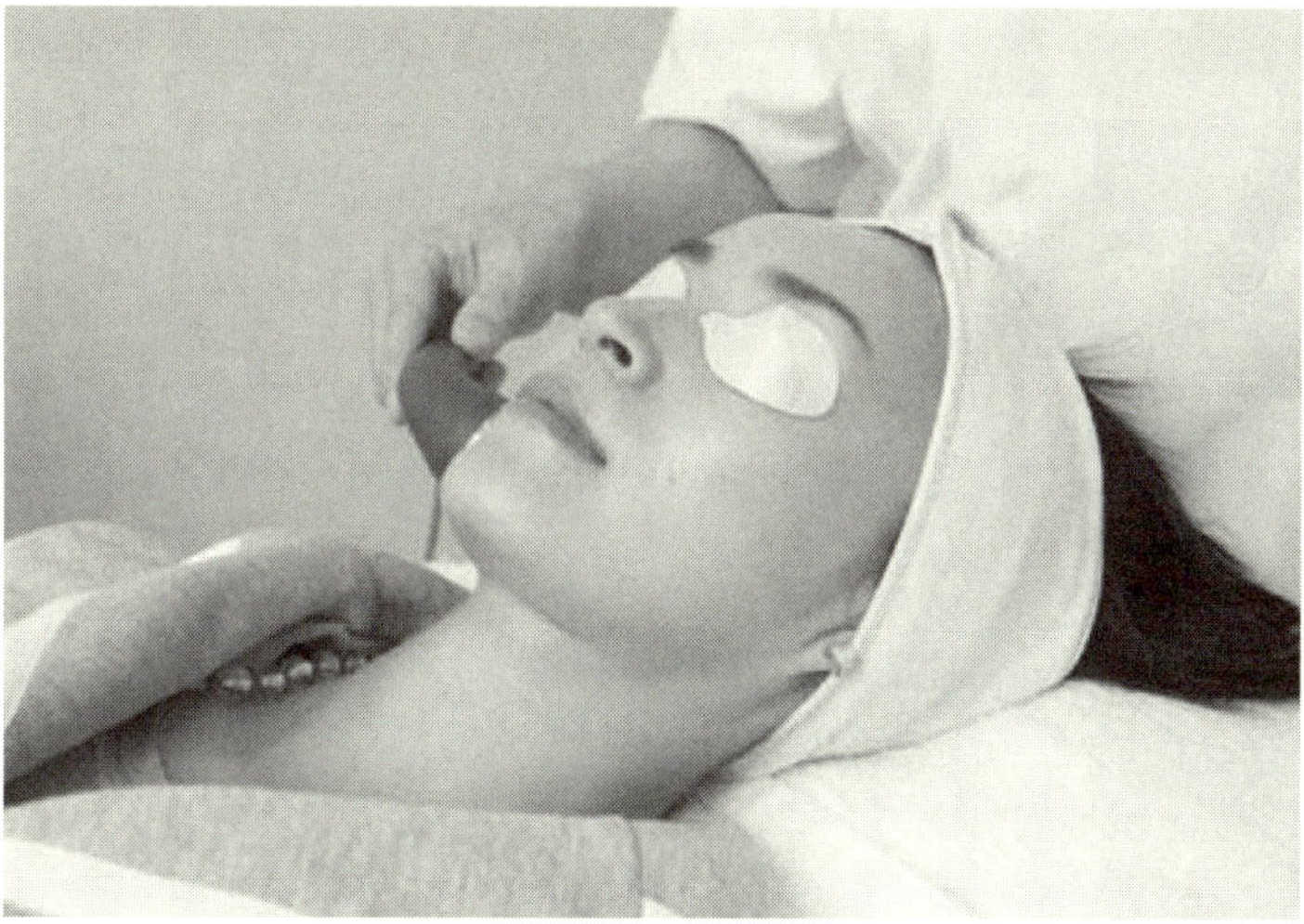

医療レーザーの治療風景

これまでもコラーゲンやエラスチンに働きかけるタイプのシワ取り医療レーザーがなかったわけではありませんが、シワ・タルミ取りレーザー、美白レーザーは、①表皮のダメージがほとんどない、②そのため、治療中の痛みがない、③治療時間が短い、などのメリットがあります。

ただし、表皮のダメージがなく、より深い真皮層に、集中的にエネルギーが吸収されますので、治療後、すぐに〝表面的な〟変化は現れません。治療後、数日経ってからシワやタルミの改善効果が徐々に現れてくるという特長があるのです。

効果のピークは治療後約四カ月ぐらいのため、急激な変化ではなく、自然な若返りが可能になりました。

このように、シワ・タルミ取りレーザー、美白レーザーは即効性を求めるシワ取り治療ではなく、継続性を追求したシワ取り治療といえるでしょう。そのため、即効性のある美肌レーザーなどの治療を行ってから、治療効果を持続させるために、仕上げにシワ・タルミ取りレーザー、美白レーザーを組み合わせるという治療をすれば、治療後しばらくしてもシワやタルミが数カ月にわたって改善され続けることになるのです。

また、シワ・タルミ取りレーザー、美白レーザーにはコンタクトクーリングという冷却装置がついており、その働きによって表皮のダメージや痛みが解消されているために、組み合わせ治療を容易に行うことができるのです。

美肌レーザーや医療レーザーの大半は、美容外科・美容皮膚科治療の先進国であるアメリカ合衆国で開発されました。日本で使用されているものは、それらを日本人の肌の色や肌質に合わせて改良したものになっています。

しかし、肌質改善レーザーに限っては、日本人の肌に最適なシワ取りという目的で開発された医療レーザーなのです。

そのため、美肌レーザーや深層美白レーザー、あるいはシワ・タルミ取りレーザー、美白レーザーなどの医療レーザーとは異なる独特の効果があり、他の医療レーザーではなかなか改善できなかったシワやタルミが、改善できたというケースが数多く報告されています。

美肌レーザーと深層美白レーザーの組み合わせ治療で、ほぼ満足できる治療結果が出たが、まだ少し気になる部分が残っている——。こんな感想をお持ちの方が、追加して治療を希望されるというケースも増えてきています。

肌質改善レーザーはこのように、新しいタイプの医療レーザーといえるのかも知れません。

■取れにくいシワは、スーパーヒアルロン酸で徹底治療

これまで紹介した治療を行えば、たいていのシワは、かなり目立たなくなります。

しかし、老化の進行が著しく、皮膚の弾力が相当に衰えている場合や、眉間や額の深く大きなシワなどは、こうした治療である程度改善できても、まだ満足できないという方もいらっしゃいます。

そういうケースでは、気になる部位にスーパーヒアルロン酸を注入する組み合わせ治療を行うことで、シワを徹底的に解消することができます。

実際に最近では、フェイスリフト手術より、美肌レーザーやシワ・タルミ取りレーザー、美白レーザーなどの医療レーザーとスーパーヒアルロン酸の組み合わせ治療を望まれる方が増えてきています。

ヒアルロン酸は、人間の体内に含まれるムコ多糖類の物質で、安全性が高く、アレルギー反応もほとんど発生しません。これに、アクリルを配合したものを使うこともあります。

美肌レーザーや医療レーザーによるシワ取りでは、治療直後から次第に効果が出てきて、数日後より一週間後、一週間後より三週間後というように、徐々にシワが消えていきます。シ

ワ・タルミ取りレーザー、美白レーザーによる治療では、前述したように効果のピークは四カ月後となります。

急激な変化ではなく、徐々に効果が出るほうが自然な若返りとなるのですが、なかには冠婚葬祭や同窓会などのイベントが二週間後にあるので、それまでに何とかしたいという方もいらっしゃいます。スーパーヒアルロン酸は、そうした即効性を求められる方にはうってつけの治療だといえるでしょう。

■シワは皮膚の老化によって、多く深くなる

シワは早い方では二十代から、一般的には三十代に入ると、目立つようになってきます。加齢に伴って皮膚が衰えてくると、表皮でも、その下にある真皮でもシワの原因ができてくるのです。

まず、皮膚の表面で細かなシワができる原因を説明しましょう。

若いころは新陳代謝によって、古い角質がアカとなって排出され、新しい角質となることで表皮のシワは消えていきます。ところが、老化によって新陳代謝が衰えると、シワができた古い角質がなかなか排出されなくなります。表皮の衰えは、皮膚の乾燥や洗顔が不十分だったり、逆に洗顔のやり過ぎが原因になりますので注意が必要です。

真皮が衰えてくると、皮膚の弾力をつかさどっているコラーゲンやエラスチンという成分か

らできている線維の網の目が弱くなってきます。

わたしは、よく毛糸のセーターに例えるのですが、若い健康な皮膚が新品のセーターだとすると、加齢とともに老化が進んだ皮膚は、毛糸の一本一本が細く伸び切った状態になり、網目も粗くなったセーターのようなものです。

一方、真皮でも同じように線維が衰えて、シワが大きくなったり、深くなってきて、元に戻らなくなってしまうのです。

シワ取り治療は、この表皮の衰えと真皮の衰えを両方カバーすることで、シワを消していくことを基本としています。

レーザー・ピーリングや医療用超音波ピーリング、美肌レーザー、シワ・タルミ取りレーザー、美白レーザーなどは、古くなって傷んだ表皮角質の排出を促進する治療法で、最近ではこれらを組み合わせた治療法が浸透してきました。

また、美肌レーザーや医療レーザーは、古い角質を排出すると同時に、コラーゲンやエラスチンに熱エネルギーを与えて、真皮の弾力を取り戻す働きもあります。

深層美白レーザーやシワ・タルミ取りレーザー、美白レーザー、肌質改善レーザーは、コラーゲンやエラスチンの働きを活性化させる効果を強化したタイプの治療で、真皮層が原因となっているシワを大きく改善することができます。

シワは一度できてしまうと、次第に深く大きくなってきて、元に戻らなくなってきます。できはじめの状態なら、割合と簡単に治療できますので、できるだけ早い治療をお勧めします。

また、ある程度の年齢になって、皮膚の張りが失われてくると、美肌レーザーに加えて、深層美白レーザーやシワ・タルミ取りレーザー、美白レーザー、肌質改善レーザーなど、弾力を取り戻す効果の高い組み合わせ治療がよいでしょう。

■このシワには、こんな治療が【部位別シワ対策】

シワにはできやすい部位があります。ここで簡単にまとめておきますので、シワが気になる方は、治療の際の参考にしてください。

基本的な治療として、医療用超音波ピーリングと美肌レーザーで顔全体のシワとタルミの改善をしてから、気になる部位に深層美白レーザーやシワ・タルミ取りレーザー、美白レーザー、肌質改善レーザー、あるいはヒアルロン酸注入などを追加で組み合わせると、効果が高い治療となるでしょう。

●額や眉間の深いシワの治療

眉間や額の深いシワには、スーパーヒアルロン酸の注入が効果的です。注射はどうしても嫌だという方には、深層美白レーザーやシワ・タルミ取りレーザー、美白レーザー、肌質改善レーザーなどの、弾力を取り戻す効果が大きい治療を何度か継続的に行うとよいでしょう。

●目尻のシワ――カラスの足跡の治療

カラスの足跡は、美肌レーザーや深層美白レーザー、あるいはシワ取り効果のある医療レーザーで改善効果が期待できます。ある程度の深さがあるシワが何本もできている場合は、美肌レーザーとシワ・タルミ取りレーザー、美白レーザー、肌質改善レーザーの組み合わせ治療が最適です。いずれの場合も、治療前に医療用超音波ピーリングを行うと、効果がはっきりと出やすくなります。

●目の周辺のシワの治療

目尻だけでなく、目の周辺はシワのできやすいところです。細かなシワだけでなく、下まぶたのタルミとシワも表情を老けさせて見せます。

細かなシワに関しては、カラスの足跡の治療と同じと考えてよいですが、まぶたのタルミには、シワ・タルミ取りレーザー、美白レーザーや肌質改善レーザーの治療を追加して引き締めを強化する治療で対処することもあります。あるいは、スーパーヒアルロン酸で下まぶたのタルミと周囲の皮膚の境目を目立たなくすることもできます。

●鼻唇溝のシワ、口の周辺の細かなシワ、首のシワ（ニワトリの首）の治療

こうしたシワにも、シワ・タルミ取りレーザー、美白レーザーや肌質改善レーザーが効果的です。

首に縦のシワができるのは、皮膚のタルミがかなり進んでいる証拠ですので、医療用超音波と深層美白レーザー、シワ・タルミ取りレーザー、美白レーザー、肌質改善レーザーの組み合わせ

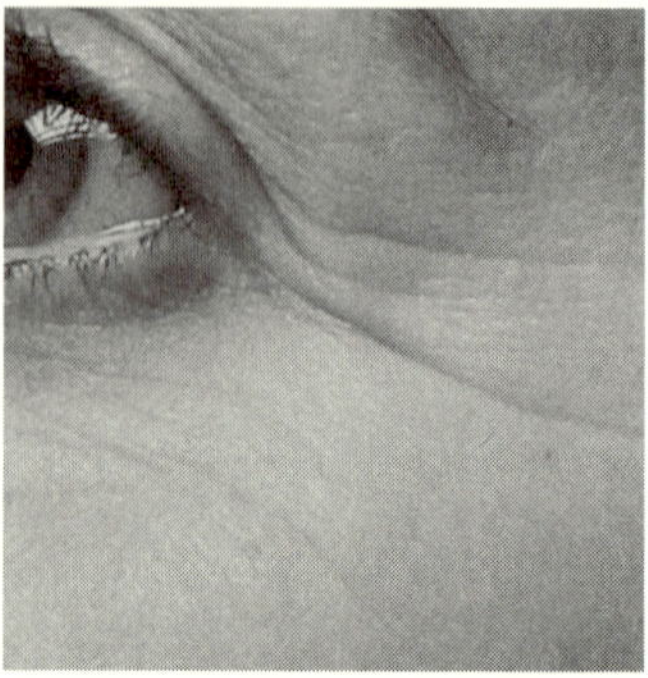
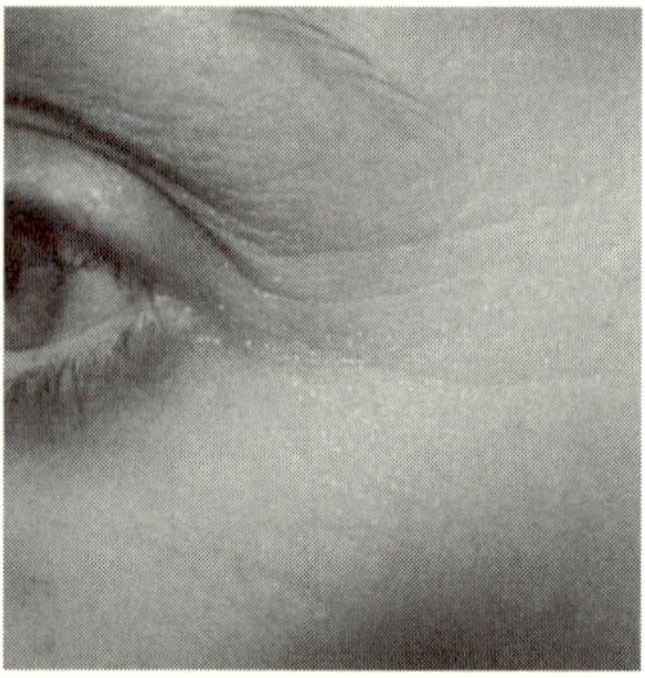
目尻のしわの医療レーザーによる治療前（左）と治療後（右）

のような、引き締め効果の高い治療を何度か交互に行うことが必要です。

第4章

タルミも「切らずに治る！」若々しい表情にするためには

■タルミにも効果があるレーザーの組み合わせ治療

タルミはシワと同様に、コラーゲンやエラスチンが衰えて、皮膚から弾力が失われることで発生します。目の下が少しふくらんだようになっていたり、太ったわけでもないのに顔が丸くなった感じがする、アゴのラインがやわらかくなってきたなどの自覚症状が現れたら、タルミが始まったと認識すべきでしょう。

タルミは表情を老け込んで見せるだけでなく、何となく疲れているように見えて、不健康な印象を周囲の人に与えてしまいがちです。タルミが出るようになると、皮膚の老化はかなり進行していると考えられます。

タルミの治療では、衰えてきているコラーゲンやエラスチンの線維の弾力を取り戻すために、熱エネルギーを与えて活性化させて、タルミを引き締めます。

そのためには、引き締め効果もある美肌レーザーで、まず基本的な治療を行い、タルミが目立つ部分には、さらに真皮層に与える熱量が大きい深層美白レーザーの組み合わせ治療を行うと効果が高くなります。

この治療は、前述したようにシワ取りやシミ、ソバカス、ニキビ、アザ、開いた毛穴の引き締め、肌質改善など、複数の効果がある総合的な若返り治療といえます。この場合、シワ取り治療のところで説明した医療用超音波ピーリングを美肌レーザーの治療前に行うと効果が高くなります。

さらに、引き締め効果にすぐれた医療用超音波治療器のスマート・サウンドを組み合わせる治療もあります。

初期のタルミであれば、美肌レーザーと深層美白レーザーに、医療用超音波ピーリングか、スマート・サウンドの組み合わせ治療で対応できるでしょう。

しかし、美肌レーザー治療を行っても、体質や肌質によっては、タルミの引き締め効果が得られにくい方がいらっしゃいます。こうした場合やタルミが進んでいる場合には、次に説明するシワ・タルミ取りレーザー、美白レーザーや肌質改善レーザーを組み合わせると効果が出やすくなります。

タルミ治療はいくつになってもできますが、早ければ早いほど、効果が高くなります。なぜなら、皮膚の衰えは年々進行しますので、早めに老化の進行を止めておけば、それだけ若い肌年齢を維持しやすくなるからです。いくつになってもあきらめることなく、できる対応はなるべく早くしておくほうがよいのです。

■シワ取りレーザー、美白レーザー、肌質改善レーザーはタルミにも効果あり

初期のタルミでも、美肌レーザーの効果が現れにくい体質や肌質の方がいます。あるいは、タルミがかなり進んでいて、一目でわかるような方には、シワ・タルミ取りレーザー、美白レーザーや肌質改善レーザーの治療がお勧めです。

タルミが現れてくるということは、皮膚の老化が起こっているというサインですので、当然、シワも増えてきていると考えられます。

シワ・タルミ取りレーザー、美白レーザーや肌質改善レーザーの高い引き締め効果によって、同時にタルミとシワを解消できるのです。

ただ、この方法は治療後ある程度時間が経過してから、徐々に効果が高まってきます。

シワ・タルミ取りレーザー、美白レーザー、肌質改善レーザーの場合、治療して効果がピークに達するには、約四ヵ月程度かかります。これは、治療によってコラーゲンやエラスチンの産出が促進され、産出された線維が組織されるのに時間を要するためです。

そのため、効果を早く得たい方は、まず深層美白レーザーの治療をして、数週間後にシワ・タルミ取りレーザー、美白レーザー、肌質改善レーザーの治療を追加で行うとよいでしょう。

若返り治療では、老化による皮膚の衰えを防止し、同時に少し時計の針を戻して、若かったころの状態に戻すことを目標にします。

しかし、時計の針を戻しても、再び時計は時を刻みます。つまり、そこから老化が進行するわけです。もちろん、一度きちんとした治療を行えば、一定期間の効果は持続しますが、二年後、三年後には、また老化が進行して皮膚が衰えてしまうのです。

これを防ぐには、定期的な治療を継続することが望ましいのですが、毎月の治療となれば時間的、あるいは経済的な理由から、継続することが難しくなってくることもあるでしょう。

それでも、やはり若々しくいたい――。それが、ジレンマとなってしまいます。そんなジレンマを解決してくれるのがシワ・タルミ取りレーザー、美白レーザー、肌質改善レーザーで、これらは前述したとおり、治療を受ければ四カ月後に効果のピークを迎え、数カ月間はその効果を持続させます。

そのため、美肌レーザーや深層美白レーザーの治療を受けた方が、シワ・タルミ取りレーザー、美白レーザー、肌質改善レーザーの治療をプラスすれば、六カ月～一年ほどは皮膚の老化を抑え、若返り効果を持続させることができるのです。

せっかく、きちんと治療するわけですから、後々のことまで考えてロスのない治療法を選択したいものです。

■このタルミには、こんな治療が【部位別タルミ対策】

●上下のまぶたのタルミの治療と目尻のたれ下がりの治療

上のまぶたが、目をふさぐようにたれ下がってきたり、下まぶたがクマができたようにたれ下がってくると、表情がとても老け込んで見えます。

これを改善するには、プチ整形の一つであるアイリフトが効果的ですが、どうしても顔にメスを入れたくないという方には、美肌レーザーや医療レーザーによるタルミを引き締める治療でも改善効果を得ることができます。

若返り治療

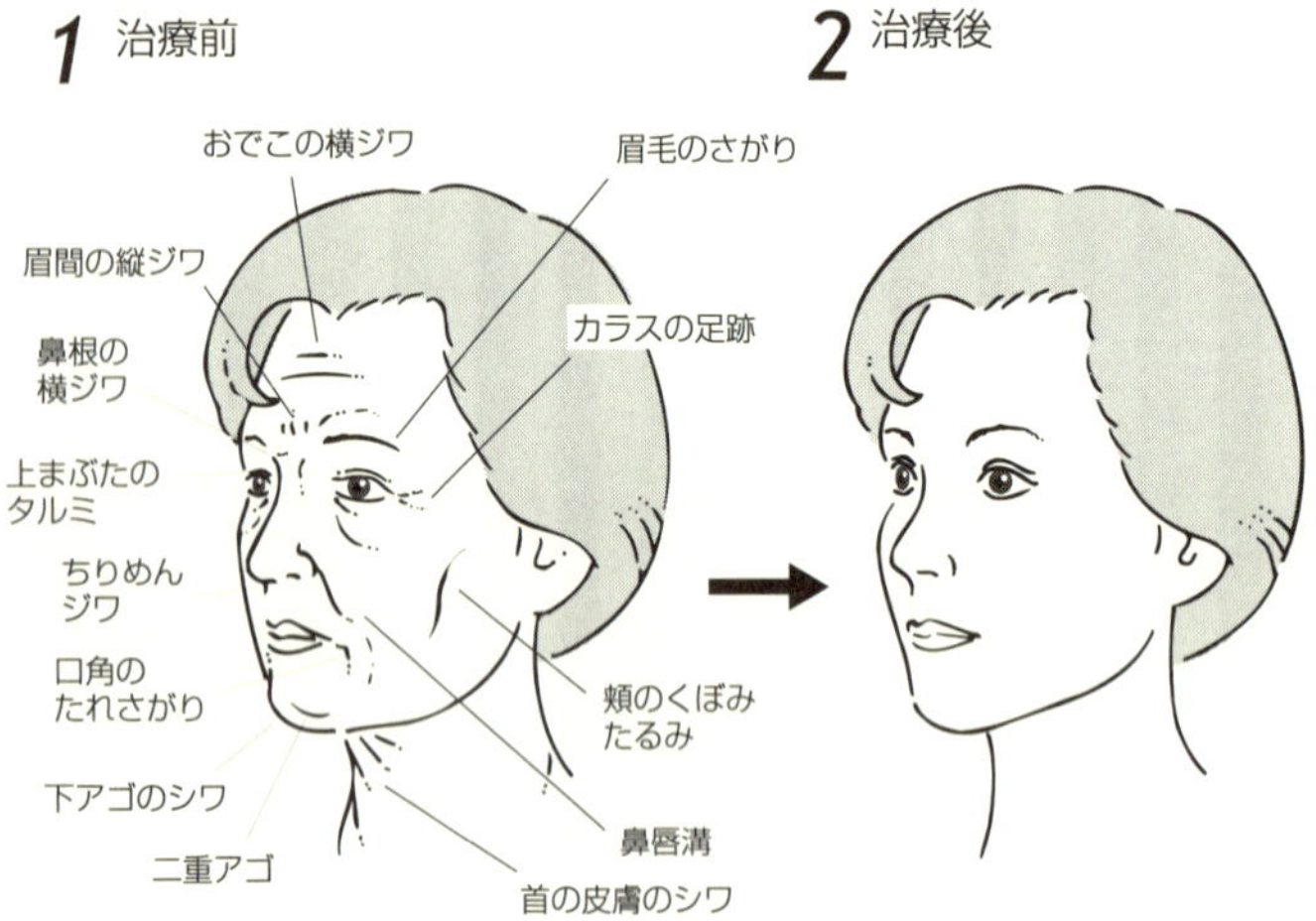

当然のことですが、タルミが進行すると、それだけ美肌レーザーや他の医療レーザーの治療が必要な回数も増えてきますので、できるだけ早い治療が望ましいといえるでしょう。

●頬のタルミの治療

頬のタルミが進んでくると、その部分がたれ下がってきて、俗にいうブルドッグ頬と呼ばれる状態になってしまいます。タルミの程度が低ければ、美肌レーザーだけでも改善することも可能ですが、タルミが目立つようなら、術前にスマート・サウンドを当ててから深層美白レーザーやシワ・タルミ取りレーザー、美白レーザーを組み合わせるとよいでしょう。

●アゴのラインのタルミの治療

顔の皮膚がたるんでくると、顔が丸くなったように見えることがあります。こう見える原因の一つに、タルミによってアゴのラインがぼやけてしまうということがあげられるでしょう。

タルミを美肌レーザーや他の医療レーザーで引き締める治療をすると、アゴのラインがはっきりして、顔がシャープに小さく見える効果があります。この治療は年配の方だけでなく、近ごろは小顔に見せたいという十代〜三十代の方でも希望するケースが増えてきています。

●首のタルミの治療

首のタルミは、首のシワ（ニワトリの首）のところで紹介したように、老化がかなり進んでいる状態です。そのため、この症状にはスマート・サウンドと、深層美白レーザーやシワ・タルミ取りレーザー、美白レーザー、肌質改善レーザーのような引き締め効果の高い組み合わせ治療がよいでしょう。

■医療レーザーによる最新の「小顔治療＝Smart Facial（スマートフェイシャル）法」

「顔を小さく見せたい」と希望する方は、潜在的にかなり多いようです。確かに、ミロのヴィーナスやマリリン・モンローなどを持ち出すまでもなく、雑誌やテレビで見る美しい・かっこいいと言われる俳優・女優やモデルの人たちには、いわゆる八頭身の、顔が小さな方が多いようです。顔が大きいことを気にして結婚式や旅行の集合写真を取るときに、少し後ろに下がって顔が小さく見えるようにした経験をお持ちの方は少なくないようです。美容皮膚科においても、こうした「小顔」を希望する方のニーズに応える治療があります。

美容外科で小顔にするといえば、大がかりな入院手術を思い浮かべる方もいらっしゃるでしょう。確かにこれまで美容外科で「顔を小さくしたい」と希望する方には、「アゴ切り」と呼ばれる手術が行われてきました。

しかし、この手術は麻酔をして皮膚を切開し、アゴの大きな骨を物理的に切ったり削ったりしてから固定し、縫合するという大手術となります。皮膚を切開して骨を切り取るわけですから、手術後は包帯を巻いての長期にわたる安静期間も必要です。このような骨切り手術は、大きな効果はあるものの、身体へのダメージ、入院期間、高額な費用、手術跡などのデメリットがあります。

しかも、効果が大きい反面で、手術前とは「別人」のような顔となってしまうことから、手術に踏み切れない方もいらっしゃるでしょう。芸能人やモデル、接客業という職業だけではなく、普通の職場でも長期休暇をとって、別人のような顔になって復帰するのは難しいと考える方もいるでしょう。

また、仕事をしていらっしゃらない主婦の方でも、長期間休養して包帯を巻く生活はなかなか大変です。「骨を切るような外科手術は怖い」と考えて、「小顔になりたい」とは思っても、手術には二の足を踏む方も少なくありません。

そんな方には、医療レーザーによる「小顔治療（スマートフェイシャル法）」をお勧めします。

顔は骨格部分に筋肉や脂肪などがついて、それが皮膚に覆われています。顔は、脂肪が多かったり、皮膚の老化や劣化によってタルミが出てくると、実際の骨格よりかなり大きくふくらんで見えます。

紙を巻いて丸め輪ゴムでとめたとき、弾力が強いゴムでは紙を小さく丸めることができますが、弾力が弱いゴムでとめると紙がふくらんで大きくなってしまいます。この輪ゴムを顔の皮膚だと考えるとわかりやすいでしょう。皮膚の弾力がないとブルドッグのように、本来の骨格よりもひろがってたるんだ輪郭となってしまいます。

そこで皮膚のたるんだ部分を医療レーザーで引き締めることによって、ひろがった（たれさがった）顔の輪郭をシャープに小さくするのです。

医療レーザーによる「小顔治療（スマートフェイシャル法）」は、アゴのラインや頬、目尻などタルミが出やすい部分を重点的に治療します。この医療レーザーによる方法は、美容外科というよりも、美容皮膚科的な治療です。

医療レーザーによる「小顔治療（スマートフェイシャル法）」のメリットとして、同時に顔の皮膚のシワやタルミが改善され、美肌や美顔の効果があることをご存じでしょうか。

これは、医療レーザーが、皮膚の弾力・張力のもととなっているコラーゲンやエラスチンでつくられている真皮層をターゲットにしているために現れる効果です。医療レーザーによる小顔治療では、「健康的で若々しい肌」という美容的なプラスアルファがあることもお勧めの一因です。もちろん、骨切り手術では、こうした美肌・美顔効果は得られません。これも、私が医療レーザーによる切らない小顔治療をお勧めする一つの理由です。

これまでの医療レーザーでは、なかなか真皮層の深部にまで働きかける治療は難しかったのですが、リフトアップレーザーやシワ・タルミ取りレーザー、肌質改善レーザーといった最先端の治療機器は、皮膚のタルミや大きなシワ治療に際して、真皮層の深い部分まで熱エネルギーを与えて肌を引き締めることができます。また、真皮の上層部をターゲットにする機器による治療と深部をターゲットにする治療を組み合わせることで、よりトータルな引き締め効果を得ることもできるのです。

第５章

ニキビ、ニキビ跡の徹底的な総合治療
治りにくいニキビは医療レーザーと塗り薬で

■ニキビ治療は組み合わせ治療で、総合的なアプローチをする

ニキビは皮脂腺の活動がもっとも盛んな思春期にできやすいため、皮膚の病気というよりも麻疹のように一過性の皮膚炎のように思われていた時期もありました。

しかし、現在ではニキビは皮膚の病気だという認識が一般に広まり、きちんとした治療を希望する方が増えてきたのです。思春期を過ぎて発症する〝アダルト・ニキビ〟も増加傾向にあり、最近では塗り薬だけでなく、体質改善までを含めた総合的なニキビ治療が行われるようになっています。

また、ニキビそのものは治っていても、ニキビ跡がしっかりと残っていたり、それが顔全体に広がっていれば、悩みのもとになってしまいかねません。

ここ数年の間にすっかり定着した観のあるレーザー・ピーリング、ビタミンCの塗り薬による治療法ですが、

「確かに症状は軽くなるが、完全には治らない」

「これからもずっと塗り薬を使うのかと思うと、憂うつになる」

「残ったニキビの跡がきれいにならない」

などといった声があることも事実です。

こうした声に応えるために、わたしたちのクリニックでは、現在進行しているニキビの徹底治療だけでなく、ニキビの予防やニキビ跡をきれいにする治療も含めた、総合的な治療を行っ

ています。

ニキビで悩んでおられる方はもちろん、これまで受けたニキビ治療に満足できなかった方も、あきらめることはありません。正しい治療をすれば、ニキビは治る病気になっているのです。

あなたの症状は？　ニキビの種類

ニキビにも種類があり、またその症状も軽いものから重いものまであります。ご自身の悩みについて冷静に捉える意味でも、ニキビについての正しい知識に触れることにしましょう。

まず、ニキビができる場所ですが、これは皆さんもご存じのように、毛穴のなかということになります。脂性肌（オイリースキン）の方は、男性ホルモンの増加や体質によって皮脂腺の働きが活発になり、分泌される皮脂が多くなってしまいます。

この皮脂が、毛穴からきれいに排出されれば問題はないのですが、洗顔の不足や化粧をすることで、皮脂やアカなどが毛穴に押し込まれ、〝毛穴が詰まる〟状態になってしまうとニキビになるのです。

この毛穴が詰まっている状態を、毛穴が角化しているともいいます。

この状態は、専門用語でコメド（面皰）といいますが、一般的には黒ニキビや白ニキビと呼ばれています。毛穴が開いて詰まった皮脂やアカが組み合わさって黒く見えるのが黒ニキビで、毛穴が閉じて盛り上がって白く見えるのが白ニキビです。

こうした黒ニキビや白ニキビをそのままにしておくと、詰まった皮脂やアカに桿菌が増殖して炎症を引き起こします。これが赤く腫れたような赤ニキビの状態です。

この赤ニキビを放置しておくと炎症がひどくなって、周囲の組織にまで炎症がひろがることがあります。また、赤みが気になって潰すと、組織が傷ついてしまいます。炎症や潰した跡がケロイド（火傷跡のような状態）のようになったり、クレーター（夏ミカンの皮のようなくぼみ）になってしまうと大変です。

このように、ひと口にニキビ治療といっても、ニキビができはじめている段階と黒ニキビや白ニキビ、赤ニキビの段階、そして赤いニキビ跡の段階、さらにケロイドやクレーターになった段階など、それぞれに合った治療が必要になってくるのです。

しかも現在、ニキビで悩んでいる方は、この各段階が同時進行しているのではないでしょうか。ニキビには総合的な治療が必要だと述べたのは、こうした理由によるものなのです。

■ニキビの治療は肌質改善と角栓除去、アクネ桿菌の殺菌をセットに

ニキビ跡の治療は後で述べるとして、まずは現在進行中のニキビの治療について説明しましょう。

最初に、黒ニキビ、白ニキビの段階と、赤ニキビの段階とを分けて考えます。

黒ニキビ、白ニキビを治療するには、毛穴に詰まっている皮脂やアカを取り除いて通常の状

態に戻すことに加え、新たに黒ニキビ、白ニキビができないように、皮脂の分泌を抑えて毛穴が詰まらないようにしなければなりません。

また、アクネ桿菌が増殖して炎症を起こし、ケロイドやクレーターなどのニキビ跡の原因となる赤ニキビにならないように注意します。

そのために必要なことはお肌のコンディションを、ニキビ肌ともいわれる脂性肌（オイリースキン）から健康な肌に改善することが肝心です。脂性肌が改善されれば、毛穴に皮脂やアカが溜まりにくくなります。それとともに詰まった毛穴のフタになっている角栓を取り除く必要もあります。こうしておけば、毛穴から皮脂やアカ（いわゆるニキビの芯）が排出されます。

黒ニキビ、白ニキビが炎症を起こさないようにするためには、先に述べたことと、アクネ桿菌の殺菌が重要なことになります。

赤ニキビの治療においても、アクネ桿菌の殺菌と角栓を取り除いて、皮脂やアカを毛穴から排出することが最優先されます。

以上のことを整理すると、現在行われているニキビの治療は、

- **皮脂肌を改善して、皮脂が過剰分泌しないようにする**
- **毛穴が詰まらないように、角栓を除去する**
- **毛穴のなかから、皮脂やアカを排出する**
- **黒ニキビ、白ニキビが赤ニキビにならないように、赤ニキビは炎症が治まるようにアクネ桿**

菌を殺菌する

といったことが必要になります。

それでは、これらの条件を満たす実際の治療について見ていきましょう。

■ニキビ専用治療器ニキビ・アクネスレーザーの効果と美肌レーザーとの組み合わせ治療

ニキビの悩みは、前述した四つの条件を満たす治療法があれば解決できます。

そして、その条件を満たす治療法のなかで、もっともシンプルなものが、美肌レーザーとニキビ・アクネスレーザーとの組み合わせ治療なのです。

美肌レーザーは、シワやタルミ、シミ、ソバカス、クスミ、アザなどを改善するだけでなく、肌質改善やお肌のコンディションを整える効果や開いた毛穴を引き締める効果があります。

また、ニキビ・アクネスレーザーは、塗り薬やレーザー・ピーリングでもなかなか治らなかったニキビに、高い効果を発揮する治療器です。それもそのはずで、ニキビ・アクネスレーザーはアクネ桿菌の殺菌にもっとも効果があり、しかも身体には無害の光線を照射できるよう研究・開発されたものだからです。

さらに、ニキビ・アクネスレーザーは、レーザー・ピーリングや塗り薬と比べて、短期間でアクネ桿菌を殺菌することができます。

このように、美肌レーザーとニキビ・アクネスレーザーの組み合わせ治療は、ニキビで悩んでいる方にとっては非常に有効なのです。

次に、基本的なニキビ治療である美肌レーザーとニキビ・アクネスレーザーのニキビ退治効果を、さらに高めるためのプラスアルファの治療について説明しましょう。

まず、美肌・アクネスレーザーという美肌レーザーとニキビ・アクネスレーザーとの組み合わせ治療と同じような効果を持つ治療器があります。ニキビ体質の方には、ニキビができやすい部位がある程度決まっていることがあり、そうした部位に追加治療としてこの美肌・アクネスレーザーを使用するのです。

美肌レーザーとニキビ・アクネスレーザーの組み合わせ治療のほうが効果は高いのですが、手軽な治療を希望される方には、美肌・アクネスレーザーをお勧めすることがあります。

高濃度のローションや誘導体、イオン導入機という、より吸収効率の高い治療法が登場してから、ビタミンCを含有した塗り薬がにわかに脚光を浴びるようになりました。こうしたアイテムは、小ジワ解消や美白効果だけでなく、抗酸化作用や殺菌作用などもあり、ニキビ治療への効果も認められています。

■一人ひとりの症状に、最適な治療プログラムで徹底的に治す

わたしたちのクリニックでは、美肌レーザーとニキビ・アクネスレーザーの組み合わせ治療を基本として、オプションに美肌・アクネスレーザー、高濃度ビタミンCや誘導体のイオン導

入などを加えてニキビの徹底治療を行っています。

これまで、あまりにも多くの治療法を説明しましたから、読者のなかには、

「この全部の治療をしなければいけないの？」

という疑問を抱かれる方もいらっしゃるかも知れません。

しかし、実際にはそうではなく、美肌レーザーだけで十分満足されている方、ニキビ・アクネスレーザーだけできれいにニキビを改善された方、過去には、レーザー・ピーリングの治療だけを継続的に行って、効果を上げた方もいらっしゃいます。

その一方で、基本の組み合わせ治療に、いくつかのオプション治療を追加して、ようやくニキビが完治した方もいらっしゃいます。当然のことですが、症状や体質、肌質によって、治療内容や治療回数は違ってくるのです。そのため、最初に診察や検査をした後で、患者さまの希望や都合を反映させた個別の治療プログラムを作成しています。

治療期間中、経過の観察結果によっては、そのプログラムを修正することもあるのです。

こうした手間のかかる治療計画を立てていくのは、ニキビはきちんと正しい治療をしなければ、すぐにまた症状が戻ってしまう可能性が高い皮膚の病気だからこそです。

また、ニキビが治ってもニキビで炎症を起こした皮膚が赤くなってしまったり、ニキビ跡が残っていることがあります。ニキビの総合的な徹底治療というからには、こうしたニキビの炎症の跡や、皮膚に残った跡も改善する治療法を用意しています。

まず、美肌レーザーですが、進行中のニキビだけでなく、ニキビの炎症で皮膚に残った赤みやデコボコの跡にもある程度の効果を発揮します。

赤みが残ったニキビの炎症の跡は、赤アザや赤ら顔の治療に用いる赤アザ・赤ら顔・血管収縮レーザーがぴったりと適応します。赤アザ・赤ら顔・血管収縮レーザーは、皮膚の赤みを取る効果が抜きん出ており、赤いニキビ跡だけでなく、赤ニキビの改善にも効果があります。

デコボコになった皮膚の改善は、従来は治すことができないとされていましたが、若返り用の医療レーザーを使うことで、かなりの改善効果が得られるようになってきました。デコボコの皮膚に対して、もっとも大きな効果が期待できるのは肌質改善レーザーやシワ・タルミ取りレーザー、美白レーザーの治療で、痛んだ皮膚の表面を改善しながら、真皮層のコラーゲンやエラスチンの産出を促して、スキン・テクスチャーを改善していきます。

肌質改善レーザーやシワ・タルミ取りレーザー、美白レーザーでの治療は、痛みやダウンタイムが最小限に抑えられていながら、高いスキン・テクスチャーの改善効果が得られるのです。

ニキビ治療のメカニズム

1

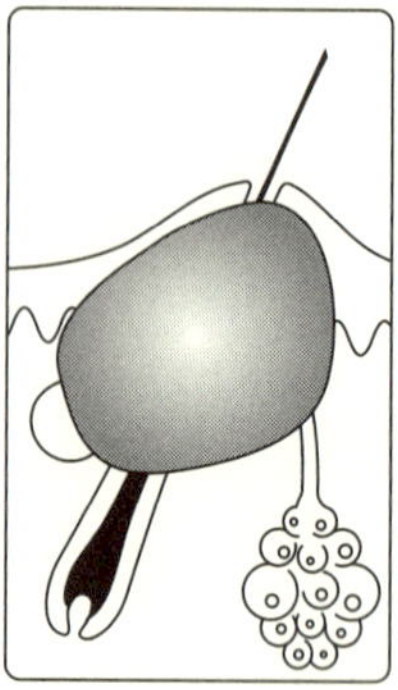

毛穴が角栓でつまって、皮脂腺から分泌される皮脂や角質がたまる。そこにアクネ桿菌が増殖し炎症を起こす。

2

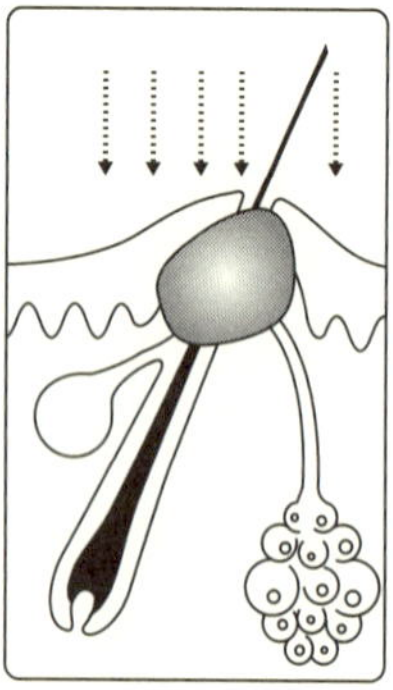

レーザーでアクネ桿菌を殺菌する。炎症がおさまりはじめる。

3

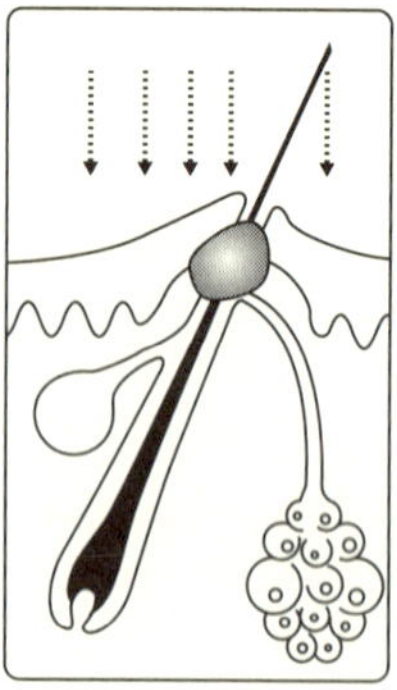

さらに照射すると炎症が治る。

4

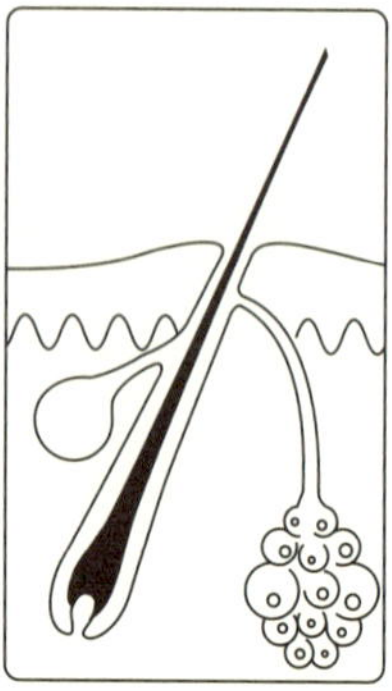

脂質も排出されニキビが治る。

第6章

肌質の改善からアレルギー疾患の治療、育毛、ダイエットまで、最新医療レーザーが拓く新たな治療・改善分野

■お肌のトラブルが起こりやすい方には、肌質改善がお勧め

紫外線や空気の乾燥、あるいは偏食やストレスなどはお肌の大敵ですが、そうした生活環境はわかっていても容易に変えることはできません。

また遺伝的なものとして、ある肌質には特有の起こりやすいトラブルがあります。患者さまたちに伺ってみると、肌質そのものにも悩みを持っていらっしゃる方がとても多いようです。発生してしまったトラブルを治療することも大事ですが、トラブルが起こらないように肌質を改善することも、予防的な意味で軽視できません。

それでは、肌質改善をするためにはどうすればよいのでしょうか？

結論から述べますと、美肌レーザーが肌質改善には最適です。シワの治療やクスミの治療のために、美肌レーザーを使っていると、治療を受けた方から、脂性肌や乾燥肌が治ったという報告をいくつか受けました。

それ以降、気をつけて美肌レーザー治療後の肌質を調べてみると、確かに改善効果が認められました。

今後、日常的なスキンケアのために、美肌レーザーの治療が普及してくるかも知れません。

■トラブルだけでなく、老化も防ぐ肌質改善

ここでは脂性肌、乾燥肌、混合タイプの肌質改善について簡単に見ていきましょう。

美肌レーザーは、もともと若返り治療に使われているものですので、肌質改善によるトラブルの予防は、同時に老化防止の効果もあります。

●脂性肌（オイリースキン）の改善

美肌レーザーの肌質改善効果がもっとも高いのが、脂性肌に対してです。ニキビの治療や予防効果もありますので、脂性肌やニキビができやすい方には大きなメリットのある治療といえるでしょう。

化粧のしすぎ、洗顔の不足、日焼けをなどを避けることも脂性肌の改善には大切なことです。

●乾燥肌の改善

乾燥肌では、保湿成分を担っている皮脂や角質層のバリアが失われています。そのため、細菌に感染しやすく、皮膚から水分が失われて、老化や傷みも進行しやすい状態になっています。

美肌レーザーの治療が行えるかどうかは、皮膚の症状をきちんと診察してからになります。日光の紫外線などで老化が進み、乾燥肌になっている症状などには、効果的な改善ができます。

また、保湿剤による治療も効果的で、カイネレースやヒアルロン酸など、保湿成分が含まれたクリームによる治療を行うこともあります。

●混合タイプ（脂性／乾燥など）の改善

最近、増えているのが、この混合タイプです。額から鼻にかけてのTゾーンは脂性で、頬などは乾燥している状態を指します。美肌レーザーで、全体的に改善できる場合と、脂性部分だけを美肌レーザーで改善する場合があります。

■毛穴を引き締めると、さまざまなメリットが

毛穴が開いているとお肌のキメが粗くなって、化粧をしても映えません。化粧を落としても、艶やみずみずしさがなく、見栄えが悪いので、改善したいと考えておられる方が多い症状です。

毛穴の開きには、皮脂が過剰分泌している脂性肌の場合、老化によって皮脂の弾力が失われている場合、ニキビ跡などが残ってしまっている場合などがあります。

美肌レーザーは、このいずれの場合でも適応しますが、症状によっては深層美白レーザー、シワ・タルミ取りレーザー、美白レーザーや医療用超音波が適しているケースもあります。

毛穴が引き締まると皮膚に弾力が出て、キメが細かくなります。また、見た目の印象が若返ったり、化粧のりがよくなるなどの効果もあります。

また、お肌が美しくなるだけでなく、タルミやニキビの予防になるため、美容的な観点だけでなく、将来のトラブル防止のためにも毛穴の引き締めは重要なポイントになります。

最近では十代のころの日焼けや過剰な化粧、生活習慣の乱れから、二十代から毛穴を引き締める治療を希望される方が増えてきました。

こうしたことに思い当たる方は、皮膚の老化が進みやすくなっていると考えられますので、早めの治療が望ましいといえます。

■医療レーザーによるアトピー性皮膚炎の治療
肌がよみがえる「Cure Skin Laser（キュアスキン・レーザー）法」

アトピー性皮膚炎は、花粉症、気管支喘息などと同じくアレルギー性の疾患です（また、現在では皮膚のバリア機能の異常という説も有力視されています）。乳幼児では、約三〇％がアトピー性皮膚炎を発症しているという調査結果もあり、悩んでいる人が非常に多い病気といえます。

しかも、以前は成長とともに自然治癒することが多かったのですが、最近では成人になっても治らなかったり、再発するケースが増えているようです。

アトピーの語源が「奇妙な」「原因不明の」という言葉であるように、現在でも詳しい病因には不明な点が多いのですが、ダニやハウスダスト、カビ、化学物質などの環境がもたらすアレルゲン、あるいは食物がアレルゲンとなっていることが多いと考えられています。近年、生活環境の変化によって、アトピー性皮膚炎の悪化因子が増えていることが、治りにくくなったり、成人での重症例が増えている一因と考えられています。

アトピー性皮膚炎では、慢性的にかゆみをともなう湿疹ができるため、かきこわしてしまい、とびひや水イボ、ヘルペスなどの合併症をおこすことが多いので、かゆくてもかかないことに注意が必要です。

しかし、強いかゆみを我慢することは、患者さまに大きなストレスをもたらします。そのため、アトピー性皮膚炎の治療では、かゆみや腫れ、そしてその原因となる湿疹を抑えることが重要となってきます。

これまでアトピー性皮膚炎には、いくつかの治療法が行われてきました。

一般的な治療法としては、ステロイド系の塗り薬があげられるでしょう。一時、民間療法業者が大々的に、ステロイド薬の副作用や抵抗力の低下を喧伝したこともありましたが、きちんとした皮膚科の医師の指導のもとで正しく使用すれば、かゆみや腫れを抑えるのに有効です。

また、新しい塗り薬としては、免疫抑制剤が使われることも増えています。免疫抑制剤は、ステロイド薬より副作用が少ないというメリットがありますが、吸収されにくいために、ステロイド薬と併用することもあります。

これ以外には、紫外線を照射するPUVA療法が行われることもありますが、シミや白内障などの副作用には注意が必要です。

わたしたちのクリニックでは、副作用の心配がきわめて少なく、しかもPUVA療法より効果が高い肌の蘇生のために開発された最新の「Cure Skin Laser（キュアスキン・レーザー）法」を使うこともあります。

また、炎症を悪化させることがないように、低出力に設定した医療レーザーを症状に応じて組み合わせて照射することで、かゆみを抑制するとともに、血行の促進や新陳代謝を良くして免疫機能を高める治療も有効です。わたしたちはこうしたコンビネーションのレーザー治療を行いつつ、ポイントで塗り薬を使う方法が安全性と効果の面でもっとも有効だと考えています。

■花粉症やアレルギーにも効果が

花粉症の患者数は、現在のところ約千五百万人以上といわれています。

その原因としては、スギ花粉の飛沫量が増加しているだけでなく、大気汚染によって体内のＩgE抗体が産生しやすくなっていること、ストレスが増加してアレルギー反応を引き起こしやすくなっていること、さらには食生活の欧米化がＩgE抗体の産生を促していることなどが考えられます。

わたしたちのクリニックでは、花粉症の光治療を行っていますが、従来の治療法と比べて、

・切らない施術のため肌を傷つけず、出血がない
・施術には痛みがない
・短時間での施術が可能
・副作用がないため、身体にやさしい治療
・入院の必要がなく、ホームケアが可能

などのメリットがあります。

また、急性鼻炎や慢性鼻炎、肥厚性鼻炎、慢性副鼻腔炎（蓄膿症）、鼻中隔彎曲症、鼻茸などの疾患にも対応できるのが最大の特長です。

■切らないワキガレーザーと、安全・安心の脱毛も

これまで、ワキガの一般的な治療法では、ワキガの臭いの原因であるアポクリン汗腺やエクリン汗腺、皮脂腺などの分泌腺を外科的手法で除去するのがもっとも効果的とされていました。

しかし、手術では痛みや出血があり、術後のケアをおろそかにすると、細菌感染のおそれがありました。

わたしたちのクリニックでは、「レーザースキンケア・バニッシング法」を独自に開発。〝切らない〟ワキガ治療を確立させたのです。

この方法は、レーザーでアポクリン汗腺やエクリン汗腺、皮脂腺などの分泌腺を除去するというもので、

- **複雑な手術過程が省略され、短時間の施術で済む**
- **血管や神経を温存できるので、皮膚に負担をかけない**
- **出血がなく、圧迫固定や安静の必要がない**
- **治療当日から日常生活に制限がない**

などのメリットがあります。

また、「レーザースキンケア・バニッシング法」は、レーザーで毛包を消滅させることができるため、効果的で安全・安心の脱毛処理をすることもできます。

脱毛については毛質や肌質など、一人ひとりの状態が異なるため、それぞれに適したレーザー

レーザースキンケア・バニッシング法

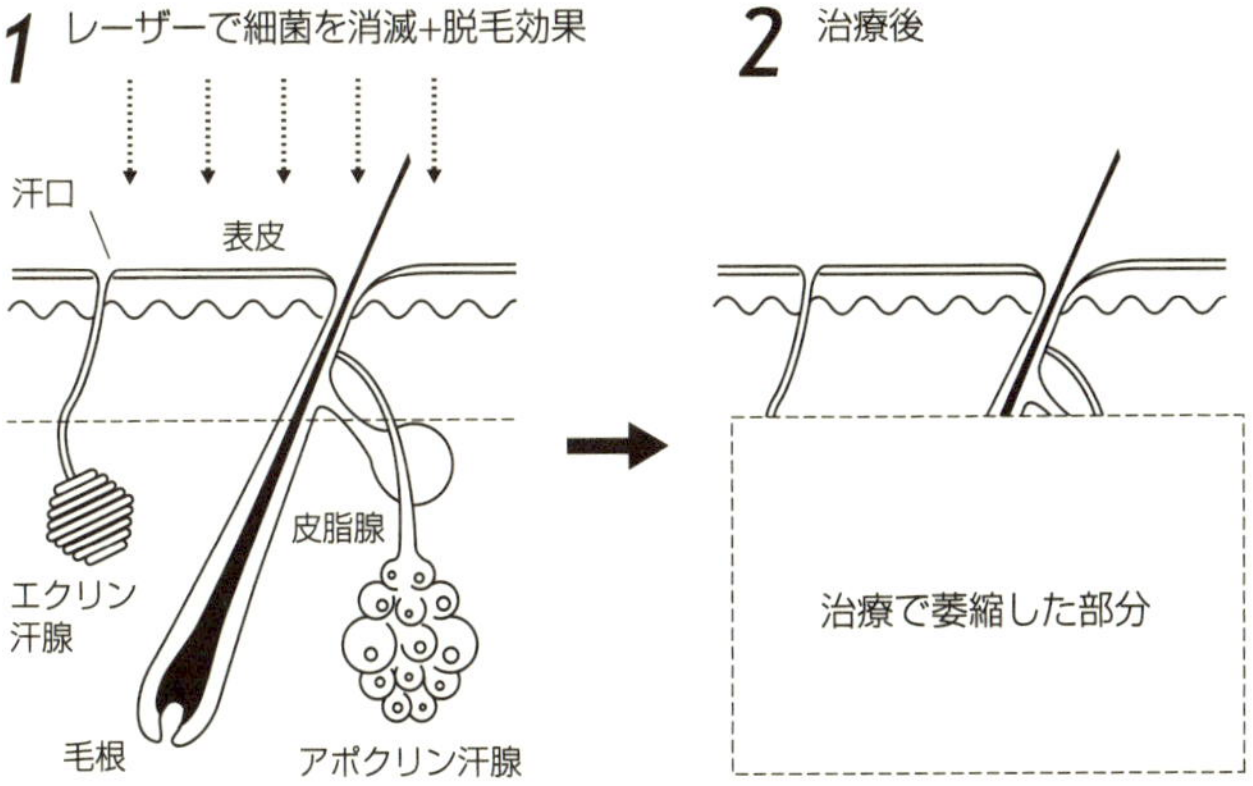

汗と臭いの元を萎縮させる。キズ跡もなく脱毛効果が得られます。

の複数機種の組み合わせ治療を行います。

■毛包にエネルギーを与えて、発毛と育毛を促進する

欧米での長年の研究によって、レーザーエネルギーが頭皮部分の血液の流れと循環を大きくすることが実証されました。

血液の流れの増大は重要な栄養分を毛包に伝えると同時に、有害な老廃物を除去してくれます。このことにより、衰弱していた毛包は、美しく、太い、健康な髪の毛が育てられる毛包に変わるための基本要素とエネルギーを得ることができるのです。

レーザー照射によって改善された毛髪環境は、毛包を元気づけて健康な発毛を促します。

わたしたちのクリニックでは、男性だけでなく、女性の発毛や育毛に関するご相談も受け付

けています。

■切らない豊胸術「グラマーバスト」を開発

従来のバストアップ法は、手術によって乳房を切開し、そこに脂肪を注入したり、シリコンなどの異物を挿入する、いわゆる豊胸手術が主流となっていました。豊胸手術は大がかりな手術になり、患者さまの負担が大きいというデメリットがあります。

わたしたちのクリニックが開発した、切らない豊胸術「グラマーバスト」は、レーザー照射によって血液とリンパの循環を促進させ、乳房内の栄養吸収力を高めます。同時に乳房を支えるクーパー靭帯の強化を促進し、配列の補整を行うため、乳房がボリュームアップするのです。

何よりも、〝切らずに〟バストアップできるということはメリットが大きく、人知れず徐々にバストを大きくできるほか、日帰りで施術を行うことができます。施術の直後からシャワーを浴びることができ、日常生活に支障がありません。

また、ストレスや急激なダイエットなどでバランスが崩れた女性ホルモンの分泌を活性・正常化させる効果もあります。

■組み合わせ治療で、効果的な総合ダイエット・プログラム

何らかの形でダイエットした経験がない方のほうが少ないほど、現代では太っていることを

レーザー照射によるバストアップ効果

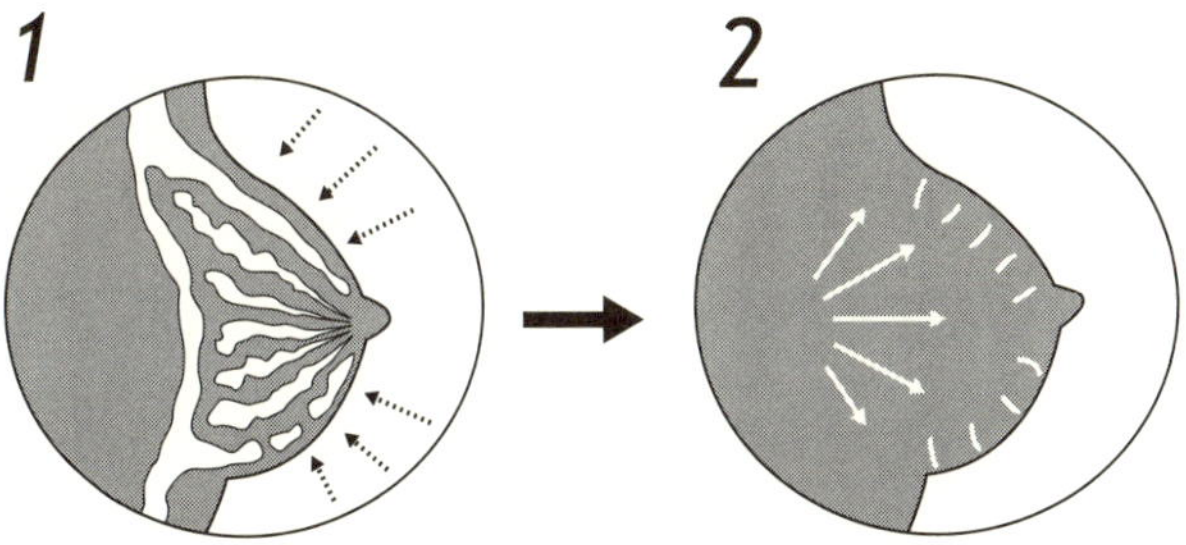

レーザーを照射すると、脂肪細胞の周囲組織液の浸透圧を下げ、脂肪膜の吸水率が上昇するため、個々の脂肪細胞が大きくなります。また、胸の張りを支えるクーパー靭帯で靭帯線維（コラーゲン）が新生されるため、線維配列が矯正されて靭帯が強化されます。

気にしている方が増えてきています。最近では糖尿病や心筋梗塞のリスクが高いメタボリックシンドロームが社会問題化していますが、二十代までのダイエットが美しさのためであるのなら、三十代以降では美しさに加えて、健康や老化防止のためにもダイエットは必要となってきます。

まず、「切らない脂肪吸引」である脂肪溶解レーザーは、美容先進国である欧米で大ブレイクしたダイエット法です。身体への負担が少なく手軽に施術できるため、もっとも期待の大きいダイエット法として注目を集めています。

脂肪分解レーザーは、取れにくい脂肪の固まりであるセルライトに刺激を与えて、分解させる効果があり、いわゆる〝かた太り〟の方に特に効果的です。

ウルトラスリムやマックススリムは、複合波とさまざまなパターンによる刺激を与えて、高い脂肪の燃焼効果を維持する治療器で、深層脂肪や内臓脂肪の分解・燃焼にも効果的です。

スーパーソニックは部分ヤセに効果的で、超音波による刺激を与えてアドレナリンやノルアドレナリンの分泌を盛んにして、脂肪分解の効率を高めます。この後、マックススリムの治療を併せて行うと、脂肪分解の効率が非常によくなります。

また、便秘や溜まった宿便は、肥満の原因になるだけでなく、ニキビや肌荒れ、大腸ガンなどの誘発因子になりかねません。腸内洗浄で便秘、宿便をすっきりさせると、即効性のあるウエイトダウンやウエスト、下腹のサイズダウンが実現できるだけでなく、ニキビや肌荒れ、大腸ガンの予防にもなります。

たとえばゼニカルは、食べたものの脂肪が体内に吸収されるのを抑える働きがあります。これだけでも効果はありますが、脂肪分解レーザーやウルトラスリム、マックススリム、スーパーソニックなどの脂肪分解を促進させる治療と組み合わせると一層効果的です。

ゼニカルは、ＦＤＡ（米国食品医薬品局）にも公認されている安全なヤセ薬です。

■「男性だって美しくなりたい」は自然な感情

本書の冒頭で、十代や二十代の若い方が人目を避けることなく、美容外科を訪れるようになったと述べましたが、これは女性に限ったことではなく、男性も同様にエステに通うような感

脂肪分解＋溶解レーザーの効果

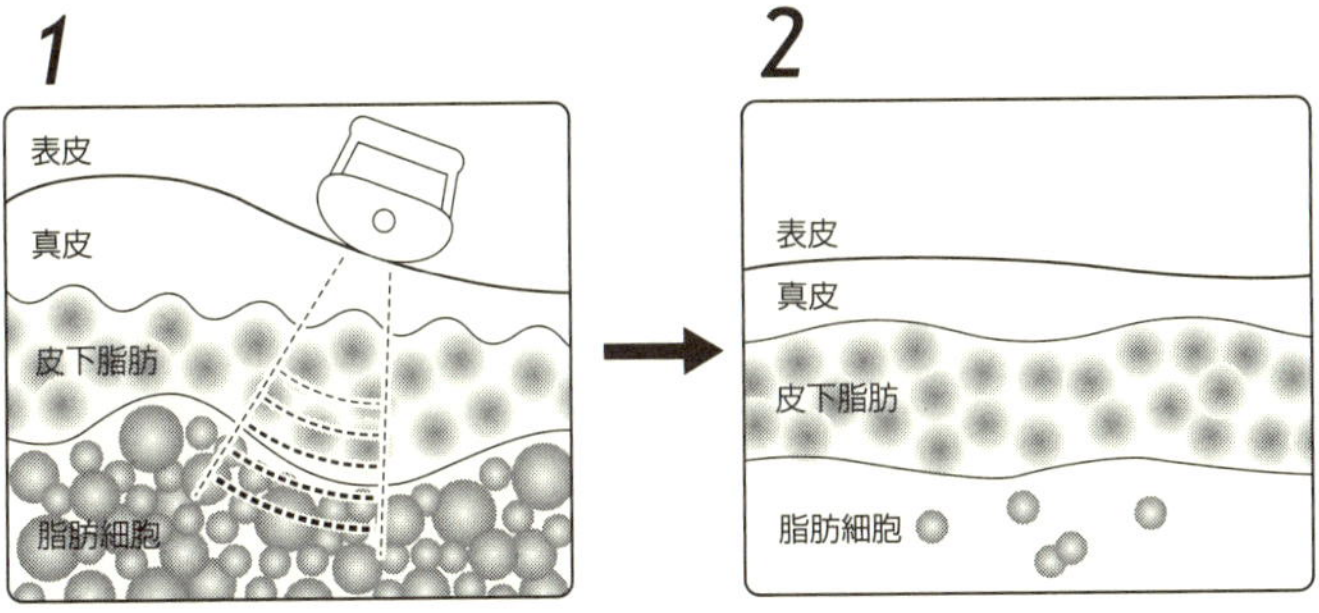

エネルギーを収束させた超音波（医療用高出力）を用い、脂肪細胞だけを破壊。溶け出した脂肪はエネルギーとして消化されるため、脂肪吸引手術と同じような効果が得られます。施術時間は1時間ほどで、リバウンドや副作用がないことが大きな特徴です。

覚で美容外科を利用されるようになっています。

これは、入院や長期の安静が不要になったという理由のほか、「男性だって美しくなりたい」という願望を、ストレートに意思表示できる時代になったということもあるのでしょう。

いうまでもなく、本書でこれまで述べてきた美容外科・美容皮膚科の治療内容は、女性限定のものではなく、男性にも共通する部分がほとんどです。

シワやニキビ、ニキビ跡の改善やシミ、アザ、イボ、ホクロなど、そうしたものがあるために強いコンプレックスを持っている男性も少なくありません。さらには肥満や薄毛・抜け毛、EDなど、男性としての魅力を損なう体質や疾病、障害に悩んでおられる方も数多くいらっしゃいます。

事実、最近では若い男性だけでなく、高齢の方もわたしたちのクリニックを訪れるようになってきました。

いくつになっても身ぎれいでいたい、あるいは周囲の人間に不快感を与えたくないという気持ちは、とても素晴らしいことだと思います。それに、男性の場合はその容姿がビジネスに直結することがあります。

どこか疲れたように見えたり、年齢以上に老けて見えると、それだけでマイナス印象になってしまいます。

わたしたちのクリニックでは、これまで女性だけでなく男性でも数多くの実績とノウハウを蓄積しています。もし、本書がその動機づけとなったのなら、男性の方も一度、カウンセリングを受けてみてはいかがでしょうか。

■美容外科認定医であるかどうかがポイント

美容外科・美容皮膚科での治療は、いうまでもなく医療行為になります。

ところが、医師免許を持たない人間が脱毛や痩身などの分野で、ボーダーラインを踏み越えているという現実もあるのです。人間の身体はとてもデリケートなもので、医学の専門知識がないと思わぬ医療事故につながりかねません。

美容外科認定医師とは、財団法人日本美容外科学会が審査し、その高いハードルをクリアした医師にのみ、日本美容外科学会が推薦する認定医師として認定証を交付する制度です。

美容外科・美容皮膚科の門をくぐる際には、そこが美容外科認定医師であるかどうかを確認することを忘れないでください。

フォトフェイシャル、フォトRFは確かに良い治療ですが、一機種だけの治療では無理が生じます。他院で一機種だけで効果がなかったり、古いレーザー（色素レーザー）などで治療後、赤紫になった患者さんが数多くいらっしゃいます。レーザーにはたくさんの種類があり、シワにはシワ専門のレーザー、アザにはアザ専門のレーザーを、アトピー肌・オイリー肌・敏感症のそれぞれお肌に合わせた機種を複合的に使い分けて治療を行います。たとえば、風邪などをひいて種々の薬を組み合わせて治療するのと同じように、それぞれのお肌や疾患の状態に適した「レーザー組み合わせ治療」を行っています。これが医師の本流です。他院で効果がなかった方、難治性でこれ以上の治療は無理と判断された方もあきらめずにご相談ください。

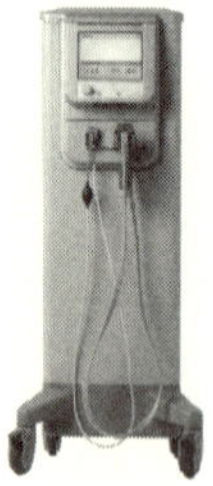
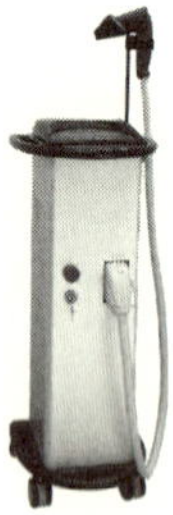
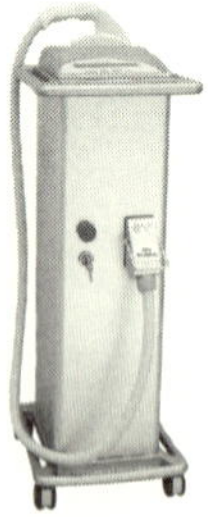
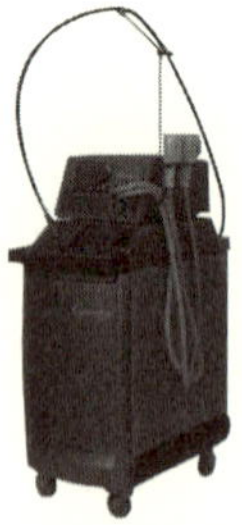
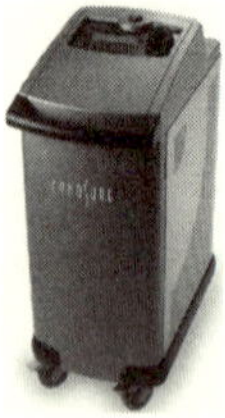
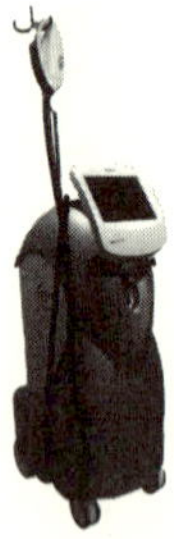
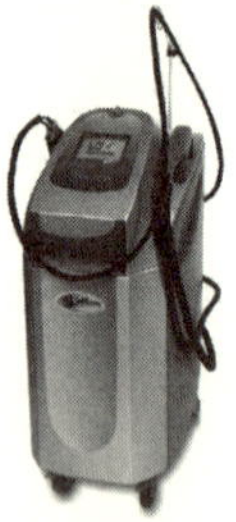
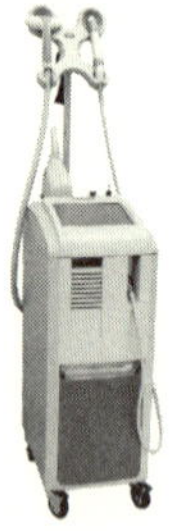
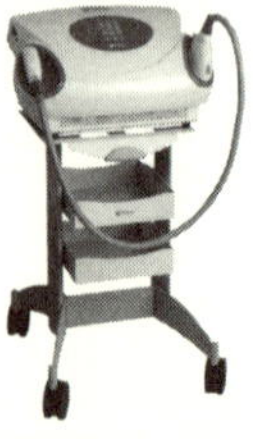
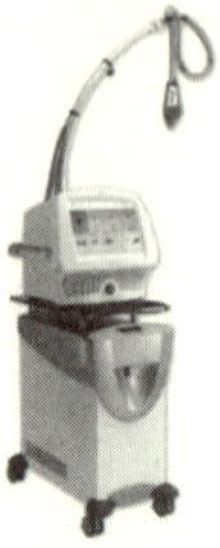
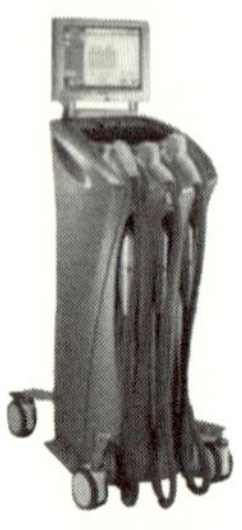
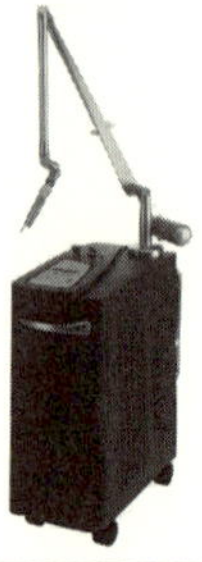

医療レーザー77機種完備

〈随時バージョンアップしています〉

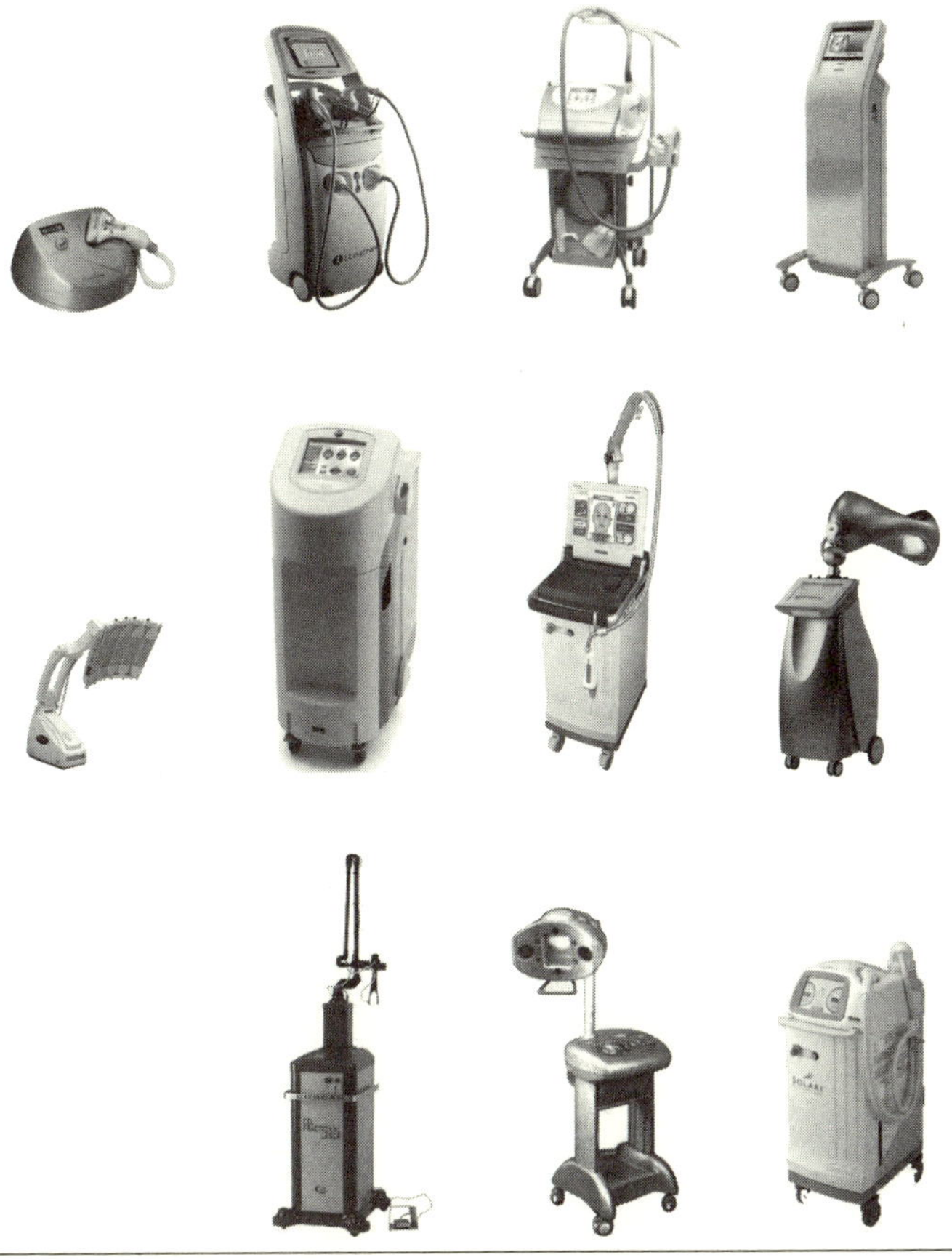

あとがき

本書を最後までお読みになって、どのような印象をお持ちでしょうか。最初から最後までとおして読んだり、あるいは目次でご自身が気になるところを探してそこから読んだり、いろいろな読み方をした読者がいらっしゃることでしょう。

少し欲張って、現在の美容外科、美容皮膚科の最先端の治療を集めましたので、かなり多岐にわたる内容となりましたが、一つでも役立つ情報が伝われば、本書を上梓した意味があると考えています。

わたしが、美容外科、美容皮膚科の治療について最初の本を書いてから、十一年ほどになります。それ以降のわずかな間に、美肌レーザーやシワ・タルミ取りレーザー、美白レーザー、肌質改善レーザーなどをはじめとする画期的な治療法がいくつも現れてきましたが、その背景にはいくつかの要因があります。

一つには、十代から三十代ぐらいの方々の間で、昔のような美容外科、美容皮膚科に対するアレルギーがなくなってきて、治療への期待が高まってきたこと。

また一つには、日本が本格的な高齢化社会を迎え、年配層の若返り治療に対するニーズが増えてきたことがあるのでしょう。

こうした期待やニーズに、少しは応えられる内容であることを願って筆を置くこととします。

二〇一一年五月

レーザークリニック
精美スキンケアクリニック院長
医学博士　山本博意

【著者紹介】

山本博意（やまもと・ひろよし）
精美スキンケアクリニック院長・精美レーザー治療研究所所長
聖マリアンナ医科大学医学部卒業。千葉大附属病院及び関連病院にて、麻酔蘇生、全身管理・外科技術習得。東京厚生年金病院、松戸市立病院勤務。
現在、精美スキンケアクリニック院長。
（日本美容外科医師会認定適正医療機関）
美容外科専門医第1011号
（社）日本美容外科学会　日本美容外科学会正会員　日本皮膚科学会正会員　他

［著書］
「レーザーでシワが消えた／ニキビ・ニキビ跡の徹底治療／シミ、アザ、イボ、ホクロ切らずに治る！」「フォトフェイシャル＆レーザーで切らずにシワと同時にシミ・赤みを取る！」「赤アザ・赤ら顔、浮き出た青い血管――最新医療レーザーで切らずに治る！」「医師による（心と体の）サプリメント補充療法・パーフェクトブック」「医師による切らない『白斑・乾癬』の最新治療」「医療機関だからできる『最新脱毛』正しい選び方・治し方」（いずれも海苑社）「切らずに治療する！『シミ・シワ・ニキビ跡・アザ・ホクロ・イボ』最新治療」「ブリッジセラピーによる　ニキビ・ニキビ跡・毛穴の開き・目の下のクマ　完全治療マニュアル」「医師による切らずに安心な　白斑、乾癬、アトピー、傷跡の最新治療」　改訂版「医師による切らない赤ら顔・赤アザ・キズ跡・浮き出た青い血管の専門最新治療」　改訂版「医師による切らない薄毛・抜け毛・円形脱毛症　最新治療」（長崎出版）

新訂版　切らずに治療する！

「シミ・シワ・ニキビ・ニキビ跡・アザ・ホクロ・イボ」

最新治療

2014年8月28日　第１版第１刷発行

著　者　山本　博意

発　行　株式会社 白誠書房
〒135-0016　東京都江東区東陽 2-4-39
TEL　03-5665-6364　FAX　03-5665-6365
発　売　株式会社 星雲社
〒112-0012　東京都文京区大塚 3-21-10
TEL　03-3947-1021　FAX　03-3947-1617

企画　株式会社 タイコー
〒133-0057　東京都江戸川区西小岩 1-29-1
TEL　03-5612-2838　FAX　03-5612-2861
印刷・製本　株式会社 シナノ

ISBN978-4-434-19654-6 C0047
※定価はカバーに表示してあります